Eine Pancha-Karma-Kur in einem indischen Krankenhaus

Eindrücke und Informationen

Ricarda Wilhelm

Vor etwas über einem Jahr begrüßte mich eine gute Bekannte nachdem sie eine vierwöchige Pancha-Karma-Kur in einem indischen Ayurveda-Krankenhaus genoss. Ich war begeistert, denn ihre Augen leuchteten. Sie strahlte überzeugend Gesundheit und Vitalität aus. Was für eine Verwandlung!

Offenbar war diese Begegnung so eindrucksvoll, dass ich ein Jahr später mit meinem Mann Stefan eben diese Klinik besuchte. Dort reifte in mir der Gedanke meine Erfahrungen, Erlebnisse und Gedanken in einem Buch mitzuteilen. Zum Einen, da es im Vorfeld gar nicht so einfach war an Informationen heran zu kommen. Zum Anderen aber auch, weil ich denke, dass eine Pancha-Karma-Kur für jeden Erwachsenen sinnvoll ist. Sei es, um einfach zu regenerieren und sich gesund zu erhalten, kleine Zimperlein bis schwerwiegende Beschwerden oder gar Krankheiten zu stoppen, lindern bzw. zu heilen.

Dies ist ein persönlicher Erfahrungsbericht und dementsprechend subjektiv. Er beinhaltet neben der Beschreibung des Alltages in diesem indischen Krankenhaus, ein paar Informationen zu den Behandlungen. Außerdem beschreibe ich Aspekte des indischen Umfeldes und ergänze diese mit meinen Gedanken.

Ob dieses Krankenhaus die richtige Wahl ist, man eine Wellnesskur absolviert oder sich zu Hause ambulant reinigt, das muss jeder selbst entscheiden. Dieses Buch soll eine Hilfe dazu anbieten und einige Einblicke ermöglichen.

Ich bin kein Arzt und schreibe dieses Buch aus Sicht einer unwissenden Patientin. Deshalb gibt es hier keine medizinische fundierte Antworten. Aber ich hoffe, einen kleinen Einblick und damit Hilfe für eine Entscheidung bieten zu können.

Stefan und ich sind jedenfalls dankbar für diese Gelegenheit. Bringt den Mut auf und schenkt eurem Körper, der euch bereits so lange treu diente, ein paar Wochen Ruhe, Zeit und Aufmerksamkeit. Er wird es euch danken.

An dieser Stelle bedanke ich mich von Herzen beim gesamten Personal des Ayurveda-Hospitals in Nadiad und bei meinen Mitpatienten, die mir nicht nur erlaubten, sie in diesem Buch vorzustellen, sondern mir für dieses Buch auch ein Feedback nach der Kur gaben.

Vielen Dank sagt und viel Spaß beim Lessen

wünscht Ricarda Wilhelm

Rostock, April 2018

Inhalt

Vorbereitung

Natürlich googeln wir erst einmal die Klinik in Nadiad, finden eine hauseigene website und bekommen erste Eindrücke vom Gelände und dem Angebot vor Ort.

JS Ayurveda Mahavidyalaya und PD Patel Ayurveda Krankenhaus

College Road, Nadiad - 387001

nadiadayurveda.org , Tel: +91 268 2520724 oder +91 268 2526098

guptayurveda@yahoo.com, ayurvednadiad@gmail.com

So schreiben wir im Oktober unsere erste Mail an Prof. Dr. S. N. Gupta, den Superintendenten des Hospitals. Die Kommunikation läuft vollständig auf Englisch. Wir stellen uns kurz vor und fragen, ob es denn möglich wäre, eine Pancha-Karma-Kur in seinem Krankenhaus zu absolvieren. Nachdem wir dann auch unseren gesundheitlichen Zustand kurz umreißen, lädt er uns für Ende Januar und fünf Wochen ein. Um besser entscheiden zu können, bitten wir um ein Programm und den dafür vorgesehenen Preis. Ein Programm gibt es nicht, da jeder Patient individuell behandelt wird und für fünf Wochen sollten wir erst einmal 1500 Euro pro Person überweisen. Dann wären unsere Plätze reserviert und wir könnten kommen. So weit, so gut. Alles ganz einfach. Ich bin begeistert und weiß, dass ich das will. Stefan hingegen hatte so seine Probleme. Für eine Entscheidung sind es viel zu wenig Informationen und außerdem müsste er zumindest wissen, wie wir untergebracht sind. Schließlich könne er mehr nicht mit 6 Personen in einem Schlafsaal liegen. Er wäre ja nun auch nicht mehr der Jüngste.

Weitere Nachfragen per Email führen leider zu keinem Ergebnis. So wollen wir zum Beispiel auch wissen, was wir unbedingt mitbringen müssen oder ob er einen medizinischen Bericht benötigt. Auf die Frage zur Unterkunft, schreibt Dr. Gupta, wir wären dann bei ihm wohl nicht richtig. Wahrscheinlich meint er, dass wir uns lieber ein Hotel suchen sollen, wenn uns so wichtig ist, wie wir untergebracht sind. Also nicht weiter fragen sondern selbst kümmern. Stefan googelte sich deshalb weiter durch das weltweite Netz und fand einige Blogs sowie Kommentare. Die Anzahl der Betten im Zimmer bleibt jedoch weiter ein Geheimnis. Im November geht er dann auf volles Risiko und entscheidet sich mitzukommen. Wir überweisen auf das angegebene Konto, hoffen inständig beim richtigen Doktor Gupta gelandet und keinem Betrüger aufgesessen zu sein. Die schriftliche Bestätigung unserer Reservierung beruhigt uns etwas. Glücklicherweise haben wir ja noch unsere Bekannte, die bereits in Indien war. Eine Woche vor unserem Abflug, treffen wir uns zum Abendessen und horchen sie interessiert aus. Sie beruhigt uns. Wir würden in Zweibettzimmern untergebracht sein. Außerdem bringt sie uns eine kleine Packliste mit, die tatsächlich sehr hilfreich ist. Ich füge sie hier von mir vervollständigt ein und hoffe sehr, dass sie eine Hilfe sein wird.

Stefan besorgt uns die Flug- und Flixbustickets. Es wird ein kleine Weltreise von Rostock über Hamburg, Wien, Dehli, Ahmedabad nach Nadiad und zurück alternativ über Mumbay und München werden. Wir werden am Freitag um 13 Uhr das Haus verlassen und am Samstag gegen 17 Uhr in Nadiad ankommen. Mit Zeitumstellung sind das fast 24 Stunden. 24 Stunden ohne Schlaf, da wir ihn auf dem Hinflug nicht finden. Aber so können wir das Auto zu Hause in der Garage lassen, was bei einer Reisezeit von fünf Wochen doch ganz praktisch ist.

PACKLISTE

- bequeme und leichte Kleidung, Yogakleidung, alte Unterwäsche, ein leichtes altes Kleid, Kleidung schulter- und kniebedeckend, Sonnenschutz,

- (Dezember/Januar: warme Socken, Pullover, Mütze)

- Badelatschen, Handtücher, Decke oder Yogamatte

- Insektenschutz, Ohropax, Wäscheklammern, Handwaschmittel

- große Sicherheitsnadel für Zimmerschlüssel, Zahlenschloss

- Besteck, Wischlappen, Geschirrhandtuch oder Reinigungstücher für Flächen

- individuelle Medizin, Kräutertee, Wasserkocher, Rosinen

- Ausweiskopien, Atemmasken, etwas Taschengeld (Euros oder Rupien)

- 6 bis 7 kg Platz im Koffer für Medikamente auf dem Rückweg

- Schokolade für Kinder und Personal

- einiges zur Freizeitbeschäftigung

- Diagnostik des Arztes in englischer Sprache, Wörterbuch

Natürlich muss jeder selbst entscheiden, was ihm wichtig ist. Wir haben bewusst unsere Laptops zu Hause gelassen. Wenn man Internetverbindung haben will, sollte man in Indien bereits auf dem Hinweg eine WIFI-Karte kaufen, da wir das hospitaleigene W-LAN, trotz vorheriger Zusicherung, nicht nutzen und auch nicht das Gelände verlassen dürfen.

In Indien angekommen

Indien begrüßt uns auf dem Flughafen in Delhi mit einem unübersichtlichen und ungewohnt zeitaufwendigen Prozedere für die Immigration. Wir haben drei Stunden, bis unser Flieger nach Ahmedabad startet. Eigentlich genug Zeit, so denken wir und sind erst einmal entspannt. Die Ausschilderungen sind gut, dafür bilden sich jedoch sehr lange Menschenschlangen an den Schaltern. Die indischen Beamten bringt das nicht aus der Ruhe. Sie nehmen sich für jeden Einreisenden viel Zeit und so geht es dementsprechend langsam voran. Wir holen schon einmal unsere Visa-Ausdrucke sowie Pässe heraus und warten. Nach etwa 30 Minuten fällt einem Beamten unser A4-Ausdruck in der Hand auf und ruft in einem für uns fast unverständlichem Englisch, dass wir uns mit dem online-Visum weiter hinten an einem anderen Schalter anstellen sollen. Einige Wiederholungen später verstehen wir endlich, was er ruft und verlassen widerstrebend unsere Schlage.

Im Nachhinein denke ich, wir hätten auch stehen bleiben können. Denn nun finden wir eine weitere lange Menschenschlage an der wir uns natürlich wieder hinten anstellen dürfen. Warum sollte es hier auch schneller vorangehen? So beobachte ich, wie sich die Deutschen und Briten brav anstellen, sich in Geduld üben und die erneute Wartezeit sportlich oder mit Humor in Angriff nehmen.

Eine italienische Familie aber probiert erst einmal alle möglichen Schlupflöcher aus, scheitert jedoch immer wieder an einem gnadenlosen indischen Beamten, der sich ihnen in den Weg stellt. 20 Minuten später geben sie sich geschlagen und stellen sich ans Ende der Schlange.

Eine indische Familie ist da schlauer und erfolgreicher. Sie irrt verwirrt scheinend an den Schaltern vorbei, bleibt immer wieder stehen und schaut sich um. Sind wir denn hier richtig? Da wird doch tatsächlich ein Schalter frei. Also kann man ja mal fragen. Bei dieser Gelegenheit werden sie auch gleich abgefertigt und erhalten meine Bewunderung für diese geschickte Taktik.

Nach einer weiteren Stunde erreichen wir endlich die Schalter und erfahren nun den Grund, warum alles so lange dauert. Der Beamte schaut sich meine Papiere sehr gründlich und umfassend an. Offensichtlich liest er auch nicht so schnell. Danach versucht er mehrfach erfolglos meinen Pass zu scannen und beweist hier eine herausragende Geduld. Irgendwann zähle ich mit und schätze insgesamt 20 Versuche. Dann gibt er auf und beginnt nun die Angaben meines Passes per Hand einzutippen. Keine Frage, er benutzt natürlich nur einen Finger. Da er meinen Pass in der anderen Hand hält, stehen ihm ja sowieso nicht alle Finger zur Verfügung. Es gibt auch keinen Grund zur Eile, denn irgendwann hat man ja auch Pause oder die Schicht ist vorbei. Diese Schichtwechsel funktionieren übrigens lautlos und harmonisch in vollkommender Ruhe. Ich gerate fast selbst ins Meditieren. Für den außenstehenden Beobachter, der genügend Zeit im Gepäck hat, also kein Problem.

Ich bin übrigens Lehrerin und studierte mein Fach aufgrund der Wende in Deutschland gleich zweimal. Nach einigen Jahren als Klassenlehrerin in einer Hauptschule und Schulleiterin in einer Grundschule, gründeten Stefan und ich eine private Schule. Während ich in der staatlichen Schule fünf Jahre erfolglos für grundlegende konzeptionelle Veränderungen kämpfte, würde ich nun eine Schule aufbauen, die wirklich individuell arbeiten kann. Was für ein Kraftakt! Zehn Jahre arbeiteten wir oft am Limit und darüber hinaus. Aber die Welt wurde an dieser Stelle ein bisschen besser. es hat sich gelohnt. Ich bekomme hingegen Rücken- und · schwere Kopfschmerzen präsentiert, die auch nicht bei Ruhe verschwinden wollen. Untersuchungen zeigen, dass alles in Ordnung ist. So hoffe ich, dass die indische Kur diese Schmerzen vertreibt und vielleicht auch meine Nahrungsmittelunverträglichkeiten abmildert.

Ich werde aus meinen Gedanken geschreckt, da es plötzlich weiter geht und nun das Foto und meine Fingerscans dran sind. Auch hier zeigt sich die Technik nicht sonderlich kooperativ. Immer wieder lege ich Finger und Daumen auf die dafür vorgesehene Fläche und kann im Nachhinein nicht sagen, warum es dann doch irgendwann klappt. Stefan ist etwas schneller, wartet dann neben mir, wird irgendwann ungeduldig und sparrt nicht mit wohlmeinenden, wenig hilfreichen Ratschlägen.

Dann sind wir nach weiteren zwei Passkontrollen endlich durch und finden unser Kofferband, auf dem inzwischen die Gepäckstücke eines späteren Fluges ankommen. Aber wo sind dann jetzt unsere Koffer? Nach einigem Suchen und Fragen finden wir diese unter vielen anderen auf einem Haufen abgestellter Gepäckstücke. Da haben doch die fleißigen Inder all die schweren Teile vom Band gehoben und zusammengestellt. Uns wird nun bewusst, dass noch so einige Passagiere aus unserem Flug dabei sind, die Immigration zu bewältigen.

Nun müssen wir uns aber sputen, den Ankunftsbereich verlassen, die Checkin-Schalter finden, einchecken, während wir Vordrängelmanöver der Inder studieren, durch den Sicherheitscheck und schnell zum Gate gelangen. Die drei Stunden haben gerade so gereicht. Erleichtert sitzen wir in unserem letzten Flugzeug und lassen das Erlebte erst einmal sacken.

Man kann übrigens über Dubai direkt nach Ahmedabad fliegen. Die Koffer werden so komplett durchgecheckt und die Immigration findet am Zielflughafen in Ahmedabad statt. Da man dann keinen weiteren Flieger erreichen muss, ist das wahrscheinlich die sichere und weniger aufregende Variante. Aber das muss man erst einmal wissen.

In Ahmedabad wartet am Ausgang bereits unser Taxifahrer mit einem Schild in der Hand. So kennen wir es und fühlen uns gleich sicher. Er führt uns zu seinem Auto, packt die Koffer ein und los geht's. Aber wie!

Bevor das Auto überhaupt losfährt wird mehrfach gehupt. Also bitte jetzt nicht hinter uns stehen, denn wir fahren jetzt rückwärts raus. Das Hupen unseres und auch der anderen Fahrer werden während unserer gesamten Fahrt zur Hintergrundmusik. Na gut, jeder wie er will. Ich sitze auf dem Beifahrersitz und erlebe eine aufregende Slalomfahrt, die sich sehen lassen kann. Ständig gleiche ich das Links und Rechts aus, um einigermaßen aufrecht sitzen zu bleiben. Ich halte mich fest, um nicht auf dem Schoß des Fahrers zu landen oder mich beim Bremsen nicht ständig zu verbeugen. Das ist anspruchsvoller als hart am Wind zu segeln. Die Fahrt wird so überraschend zu einer sportlichen Einlage, die nach der langen Sitzerei in den Flugzeugen sicher ganz gut ist. Später beim Aussteigen spüre ich jedoch erste Anzeichen von Muskelkater in beiden Flanken.

Wir fahren durch die Stadt, die sich weit ins Land hineinzieht, kommen an wohlhabenden Häusern genauso vorbei wie an selbstgezimmerten Buden. Die Kühe laufen tatsächlich wie Hunde frei auf der Straße herum, nur viel langsamer. Sie schreiten eher, lassen sich durch den ganzen Krach und die vielen Fahrzeuge um sich herum nicht aus der Ruhe bringen. Sie sind das absolute Kontrastbeispiel zu all den indischen Verkehrsteilnehmern hier auf der Straße und es scheint wie ein Wunder, dass tatsächlich keine Kuh angefahren oder auch nur touchiert wird. Sie sind eben heilig und offensichtlich haben sie ein spirituelles Schutzschild. So überqueren sie in aller Seelenruhe die Straße, wo auch immer sie wollen, bleiben stehen oder legen sich auch hin. Nichts geht über eine kleine Pause auf einer belebten indischen Landstraße. Das Hupkonzert all der unterschiedlichsten Fahrzeuge beeindruckt sie wenig.

Letztendlich umrundet unser Fahrer alle Hindernisse unfallfrei, auch wenn er dazu immer wieder die Straße verlassen muss, auf dem Sandstreifen fährt, der offensichtlich der Fußweg sein soll, und dabei viel Staub aufwirbelt. Da die Klimaanlage nicht funktioniert, dringt dieser ungehindert durch die offenen Fenster ins Auto.

Alternativ kann man für ein Stück des Weges auch die Autobahn benutzen. Wir wählen die Landstraße, auf der wir zwar länger unterwegs sind, sehen aber so gleich etwas vom indischen Leben.

Unser Fahrer macht an einer Bude eine kleine Teepause. Wir beobachten das Markttreiben und bestaunen die bunten Lastkraftwagen, die kleinen Tuk-Tuks, Mopeds und Motorräder auf denen bis zu vier Personen Platz finden, von Kamelen gezogene oder einfach von dünnen Jungen geschobene Holzkarren, auf denen Berge von Obst und Gemüse oder andere Verkaufsgüter liegen. Auch die unterschiedlichsten Lastenfahrräder schlängeln sich durch das Fahrzeuggewirr. Eine Kuhherde von circa 20 Tieren kommt uns entgegen und wir bewundern die eindrucksvollen Hörner. Am allerbesten sind jedoch die großen Schlappohren. Dieser Einblick ins indische Leben ist für uns gerade deshalb so wichtig, da wir, vom Betreten des Hospitals bis zur Heimfahrt, das Gelände der Klinik nicht mehr verlassen dürfen. Die beiden Autofahrten nach Nadiad und zurück, sind, neben den Ausblicken vom Dach, die einzige Gelegenheit etwas vom indischen Leben zu erhaschen.

Erste Woche

Nach einer langen Reise, mit Müdigkeit im Kopf und einer rasanten aber auch sehr interessanten Fahrt auf einer indischen Landstraße treffen wir an einem Samstag Ende Januar gegen 17 Uhr im Ayurveda Hospital in Nadiad ein. Hier werden wir also die nächsten 5 Wochen verbringen. Gleich zu Beginn führt man uns in das Büro von Prof. Dr. S. N. Gupta. „Geht auf eure Zimmer und ruht euch aus.", ist seine kurze Ansage. Gute Idee! Wir bekommen ein kleines Zimmer mit zwei Betten, einem Schrank, einem Schreibtisch, zwei kleinen Tischen und zwei Plastikstühlen ganz am Ende eines Laubenganges zugewiesen. Ein Bad und eine Toilette fügen sich im hinteren Teil an. Froh, erst einmal angekommen zu sein, haben wir für die Details noch kein Auge. Aber hier können wir es eine Weile aushalten. Stefan ist froh, dass wir nur zu zweit auf dem Zimmer wohnen und mit einfachen Verhältnissen haben wir kein Problem. Man merkt nur mal wieder wie verwöhnt wir tatsächlich sind, wie schön, komfortabel und edel alles in unseren deutschen Häusern hergerichtet ist. Unser Umfeld werden wir in den nächsten Tagen erkunden, obwohl sich unser Bewegungsradius auf das Gelände hier beschränkt.

Bereits eine halbe Stunde später kommen zwei freundliche junge Ärzte in unser Zimmer, um uns nach den Gründen unseres Aufenthaltes und unserer Vorgeschichte zu befragen, also die Anamnese durchzuführen. Gut, dass wir uns vorbereitet haben. Wer also zu Hause nicht regelmäßig in englischer Sprache kommuniziert, kann sich im Vorfeld ein paar Sätze zurechtlegen. Ein Wörterbuch macht sich auch ganz gut, da man doch so einige Wörter benötigt, die im Alltag eher weniger eine Rolle spielen. Wir informieren in Englisch und fragen häufig nach, da das indische Englisch für unsere Ohren noch sehr ungewohnt klingt. In den nächsten Wochen werden wir uns einhören und immer besser verstehen was gesagt wird, obwohl unter den Patienten die Sätze „Hast du es verstanden?" oder „Was hat er gesagt?" relativ häufig zu hören sind und oft mit einem Achselzucken beantwortet werden.

Hilfreich wäre hier eine schriftliche Diagnose eines ayurvedischen Arztes aus Deutschland. Wenn du dich also aufgrund einer Krankheit auf den Weg nach Indien gemacht hast, wirst du sicher einen solchen Arzt zu Hause besucht haben und es sollte kein Problem sein ein solches Schriftstück, natürlich in englischer Sprache, mitzubringen. Das hilft den Ärzten vor Ort und damit auch deinem Behandlungserfolg sicher sehr.

Wir fühlen uns fit und sind gespannt auf das was uns erwartet.

Bald wird das Abendessen serviert. Drei fröhliche Küchenfrauen schieben einen Edelstahlwagen durch den Gang. Bevor man sie sieht, scheppern die Deckel laut auf den Behältern durch das gesamte Krankenhaus und kündigen die Mahlzeit an. Große Edelstahlteller, wir benutzen sie in Deutschland in Restaurants als Tabletts für Getränke und Gläser, werden hervorgezaubert und notdürftig abgewischt. Außerdem gibt es ein oder zwei kleine Edelstahlschüsseln für Mungbohnen- und manchmal auch Dhalsuppe. Reis und Gemüse werden direkt auf den großen Edelstahlteller gegeben, ein kleiner Klecks von beidem und daneben die kleinen Suppenschälchen. Gut, wir haben uns darauf eingestellt, alles so zu nehmen, wie es kommt. Viel war es nicht, was ich die ersten Tage auf den Teller bekam, aber es soll wohl so sein. Erst zum Ende der zweiten Woche werde ich zufällig die Portionen weiter hinten im Gang sehen, die dem drei- bis vierfachen unserer Häppchen entsprechen. Man braucht also offensichtlich nicht zu hungern. Hol dir Nachschlag und lass dir mehr auffüllen. Besteck wird uns nicht gereicht. Hier fragen wir nach und die freundlichen Küchenfrauen verweisen uns auf die zwei Löffel, die bereits in unserem Zimmer bereits gelegt wurden. Auf diese Löffel werden wir täglich gut achten, sie immer schön selbst abwaschen und erst nach der allerletzten Mahlzeit, fünf Wochen später, zurück geben. Die Inder essen üblicherweise mit den Händen und die wenigen vorhanden Löffel sind wohl ausschließlich für uns Europäer vorgesehen. Alternativ kann man sich natürlich auch sein eigenes Besteck mitbringen. Wir sind mit dem Löffel ganz gut klar gekommen, denn es gibt sowieso kein Fleisch oder ähnliches, das du schneiden könntest. Reis, Kitchari und Gemüse in verschieden Variationen lassen sich mit einem Löffel gut essen und die Suppe trinke ich direkt aus dem Schüsselchen. Genau so, wie mein Opa es früher vorzeigte, damit wir als Kinder lernen, wie wir es nicht machen dürfen.

Für jeden Gast gibt es auch einen Edelstahlbecher, aus dem er das warme Wasser trinkt. Zum Essen sollte man nach Ayurveda jedoch nicht trinken, da ansonsten das Verdauungsfeuer, auch Agni genannt, gelöscht wird. Wir erfahren von Mitpatienten, dass man bis 30 Minuten vor dem Essen und ab zwei Stunden nach dem Essen trinken darf und soll.

VERDAUUNGSFEUER (AGNI) Im Ayurveda will man die Verdauungskraft stärken, um Ablagerungen und Schlacken im Darm zu verhindern. Eine gute Verdauung vermeidet Rückstände, nutzt alle Nährstoffe und kann auch zu viel Nahrung oder belastende Bestandteile verarbeiten. Rückstände, die nicht verarbeitet werden können, nennt man Ama. Dieses lässt sich durch das Trinken von warmen Wasser und die Einnahme von Pippali oder Trikatu (Mischung aus Ingwer, schwarzem Pfeffer und Pippali) reduzieren. Starker Zungenbelag, Verschleimung, Müdigkeit oder Abgeschlagenheit können Anzeichen für zuviel Ama sein.

In der ersten Woche müssen wir uns an das Essen hier gewöhnen. Mir persönlich ist es viel zu scharf. Man schmeckt gar nicht die vielen schönen Gewürze heraus wie wir das von unseren Indern in Deutschland kennen. Das Gemüse ist verkocht und ergibt fast einen Brei, was das Essen natürlich sehr erleichtert aber ungewohnt für uns ist, da wir das knackige Gemüse lieben. Manchmal ist es so bitter (Bittergurke) oder glibschig (Okra), dass wir davon ausgehen, unsere Mahlzeiten gehören zur medizinischen Versorgung dazu. Kaum zu glauben, dass ich mich in den folgenden Wochen so an das Essen gewöhne, dass es mir sogar schmeckt. Einzig an die Bittergurke komme ich nicht ran, esse sie aber tapfer. Schließlich bin ich in Indien.

Aufgrund des Jetlags liegen wir bereits müde um 20 Uhr im Bett, jeder in seinem natürlich. Jeweils ein Metallbett an den gegenüberliegenden Wänden, mit Matratze und sauber bezogen. Partnerschaftliche Freuden sind hier nicht erlaubt, so munkelt man. Und wir halten uns natürlich auch an diese Regel. Eine Kuscheldecke ist mit einem Leinenbezug verhüllt, der dank seiner großen und kleinen Löcher das kuschelige Innenleben nicht ganz verstecken kann. Das Schlafen wird jedoch zu einer Herausforderung. Sobald man sein Umfeld aufgrund der geschlossenen Tür nicht mehr vor Augen hat, wird uns der Lärm um uns herum sehr bewusst. Was ist denn da plötzlich los? Beginnt draußen jetzt eine Party? Da man bei diesem Krach nicht einschlafen kann, können wir ja auch mitfeiern. Also wieder auf und raus. Hm, keine Party zu sehen. Da sitzen einige Inder auf der Terrasse nebenan und erzählen ein bisschen, unten gehen drei über den Rasen, aber ansonsten ist nichts los. Ok, dann können wir ja doch schlafen gehen. Im Bett versuchen wir uns den Lärm zu erklären. Das Zimmer hat keine Fensterscheiben, erst recht sind die Fenster nicht wie gewohnt zwei- oder dreifach verglast. Ein engmaschiges Gitter soll die Moskitos fernhalten. Für das untere Fenster gibt es Holzfensterläden, die wir während unseres gesamten

Aufenthaltes nicht öffnen. Die massive Decke der Galerie, von der unsere Patientenzimmer zu erreichen sind, reflektiert den Schall wahrscheinlich und leitet ihn in unsere Zimmer. Zum Glück haben wir auf Empfehlung Ohropax mitgebracht. Diese erleichtern mir das Einschlafen deutlich.

Eine Explosion schreckt uns jedoch wieder auf. Es folgen Schüsse, wie aus einem Maschinengewehr. Eine weitere Explosion folgt und noch eine. Haben wir etwas verpasst? Ist gerade jetzt in Indien der Krieg ausgebrochen? Ich liege im Bett, lausche den Kriegsgeräuschen und mache mir ernsthafte Sorgen. Eigentlich sind doch die Inder so ein friedliches Völkchen. An Stefans Atem und seinen Bewegungen merke ich, dass er in seinem Bett auf der anderen Seite unseres kleinen Zimmers auch nicht mehr schläft. So kann ich ihn fragen. Stefan analysiert die Situation etwas umfassender und männlicher: da die Druckwelle fehlt, wären es wohl keine Bomben. Eine solche Einschätzung von einem ehemaligen Zivildienstleistenden zu hören, verwirrt vielleicht ein wenig. Viel wichtiger ist jedoch, das mich genau dieser Satz sehr beruhigt und mich irgendwann wieder einschlafen lässt.

Am nächsten Tag erfahren wir von Dr. Parveen, dass man in Indien besonders gern im Januar und Februar heiratet und aufgrund dieser vielen Hochzeiten auch viele Feuerwerke veranstaltet werden. Daher kam auch die Musik, die selbst durch meine Ohrstöpsel drang. Wenn man Glück hat, ist es in Indien von circa vier bis sechs Uhr leise. In dieser Zeit kannst du ungestört schlafen. Als Frühinsbettgeher und Frühaufsteher ist das für mich ein hartes Brot. Meist schlafe ich nach einer unruhigen Nacht nicht mehr wirklich ein und genieße die Stille mit warmen Wasser und frischer Morgenluft vor dem Zimmer auf der Galerie.

In den ersten Tagen gibt es für uns kein Frühstück. Warmes Wasser und ein paar Milligramm Pippali müssen genügen. Täglich gegen 6 Uhr wird der Blutdruck gemessen, cirka 7:30 Uhr kommt meist ein junger freundlicher Arzt zur Vorvisite, bevor Dr. Gupta mit einer ganzen Delegation von Ärzten sowie Schwestern schnell und kurz angebunden durch die Räume zieht. Ich glaube am ersten Tag, haben wir nicht einmal etwas sagen können, so schnell war er wieder draußen. Auf unseren Betten gegenüber sitzend, schauten wir uns fragend an und zuckten mit den Schultern. Wird schon noch. Erst einmal abwarten und schauen, was so kommt. Tatsächlich werden einige Besuche des großen Doktors etwas länger andauern und manchmal hat man auch das Gefühl, dass er sich an uns erinnert. Aber er hat eben auch wirklich ein großartiges Team. Allen voran Frau Doktor Namrata Saleh die uns Europäer besser versteht und so manches Eisen aus dem Feuer holt. Ich glaube, sie hat einen großen Anteil daran, dass wir unseren Gleichmut und das Vertrauen in die hier praktizierte Ayurvedamedizin immer wieder finden können. Sie dürfen wir fragen, sie hört uns geduldig zu und antwortet umfassend. Nach ein paar Tagen wissen wir, dass Sie täglich ansprechbar ist, die Nachmittagsvisite durchführt und immer ein Ohr für uns hat. An dieser Stelle ein großes Dankeschön von mir und all den Mitpatienten auf unserem Flur. Sie ist die gute Seele der Klinik und damit Doktor Guptas größter Schatz im Pancha-Karma-Angebot, zumindest für Nichtinder.

PANCHA-KARMA ist eine Kur des Ayurveda, die der tiefgreifenden Reinigung, Harmonisierung und Regeneration des gesamten Körpers und somit der Gesundheit dient. Neben der Reinigung der Verdauungsorgane (Entgiftung) spielen die Zellerneuerung (anti aging)und geistige Reinigung (Aufarbeitung unverarbeiteter Konflikte)eine ebenso wichtige Rolle. Indem man den Körper reinigt und die Doshas Vata, Pitta sowie Kapha ins Gleichgewicht bringt, erneuert man die Lebensenergien und regt die Selbstheilungskräfte an.

Gleich am 1. Tag bekommen wir einmal vormittags und nachmittags Ghee, ein Becherchen flüssiges warmes Fett und schlucken es tapfer herunter. Das ist ja gar nicht so schlimm. In den nächsten Tagen werden wir dann aber erfahren, dass man jedes Mal mehr Überwindung benötigt, um das Ghee zu schlucken. Ich kann von Glück reden, da ich nach drei Tagen, also sechs immer voller werdenden Becherchen damit durch bin. Stefan jedoch hat fünf volle Tage das Vergnügen. Am letzten Tag wird ihm bereits beim Geruch schlecht und vor dem Schlucken melden sich Würgereize an. In den folgenden Tagen kann er daraufhin auch den Geruch des Massageöls kaum ab. Glücklicherweise legt sich das zum Ende der zweiten Woche. Meine Haare jedoch, die aufgrund der täglichen Ölmassagen auch gut duften, kann er bis zum Schluss nicht riechen. Der Vollständigkeit halber muss hier jedoch auch erwähnt werden, dass unsere Mitpatienten ganz unterschiedlich darauf reagieren. Einige quälen sich bereits vom ersten Becher an, andere freuten sich regelrecht auf das tägliche Becherchen Ghee. Von einer Praktikantin, die in Birstein Ayurvedamedizin studiert, erfahren wir Folgendes.

GHEE wird als Treppentherapie verabreicht, jeden Tag bekommt man ein bisschen mehr. In der Regel nimmt man es zweimal täglich für 2 bis 5 Tage ein. Das Ghee soll in die Zellen gelangen, um dort Giftstoffe zu binden und abzuleiten. Ghee nennt sich die geklärte Butter des Ayurveda. Es besteht zu fast 100 Prozent aus reinem Fett, da Wasser, Eiweiß und Milchzucker herausgelöst werden. Wir nennen es zu Hause auch Butterschmalz oder Butterreinfett.

Die Praktikantinnen, ja es sind ausschließlich Frauen, sprechen begeistert von der Ayurvedamedizin. Die meisten haben ein Medizinstudium hinter sich, einige sind schon älter und praktizieren bereits seit Jahren. Aus unterschiedlichen Gründen, meist jedoch aus eigenen beruflichen oder privaten Erfahrungen, fanden sie zum Ayurveda. Sie berichten von Patienten, die im Westen „austherapiert" und hier geheilt wurden. Einhellig meinen sie, dass sich die westliche Schulmedizin und das Ayurveda sehr gut ergänzen und eigentlich jeder Arzt beides studiert haben sollte.

AYURVEDA ist das Wissen vom Leben, denn Ayus heißt Leben und Veda

Wissen oder Wissenschaft. Es ist ein umfassendes Gesundheits- und Medizinsystem, das sich mit allen Facetten des Lebens von der Zeugung bis zum Tod beschäftigt. Man geht dabei davon aus, dass Körper, Geist und Seele eine Einheit bilden.

Erstaunlich ist, mit welcher Gelassenheit und Wortgewandtheit wir in diesen Wochen hier lernen über unseren Stuhlgang zu sprechen. Spätestens nach dem Virecana, die Ausleitung zu der ich später noch näher eingehe, unterhalten wir Patienten uns untereinander so selbstverständlich darüber, wie über das Wetter. Mitfühlend trösten oder freuen wir uns mit den Anderen, je nach Erfolg oder Misserfolg. Bei mir beginnt alles damit, dass ich 3 Tage benötige, um das erste Mal richtig auf Toilette gehen zu können. Die Reinigung im Pancha-Karma dreht sich dann im weiteren Verlauf rund um die Verdauung und der damit verbundenen Ausscheidungen. Täglich werden wir zum Stuhlgang befragt und ob unser Urin normal ist. Gerade, wenn man einige Tage gar nicht kann oder das Gegenteil eintrifft.

Stefan arbeitete sich als selbstständiger Architekt und Perfektionist in den Wahnsinn. Da er nur wenige Aufträge erhielt, betätigte er sich seit fast zwei Jahrzehnten auch als Investor und kümmerte sich um alles, vom Grundstückskauf, über die Finanzierung durch Banken bis hin zur Umsetzung und den letzten Korrekturen. So gestaltete er das Rostocker Stadtbild mit einigen sehr markanten und modernen Wohnhäusern und einem innovativen Schulgebäude. Das sind immer Projekte, die über viele Jahre andauern, viel Verantwortung abverlangen und aufgrund der hohen zeitlichen sowie finanziellen Investitionen auf der Seele lasten. Die Stadtvertreter dankten ihm das nicht. Für jeden Bauantrag musste er kämpfen. Der letzte brauchte tatsächlich zwei Jahre bis zur Genehmigung. Diese Belastungen in seiner Gesamtheit führten dazu, dass er sein Architekturbüro aufgab und sich nun um seine Gesundheit kümmern kann. Die zeitweisen Depressionen aufgrund einer posttraumatischen Belastungsstörung und die regelmäßigen Kopfschmerzen hofft er in Indien lassen zu können. Die Klinik wirbt im Internet, auch Burnout-Patienten helfen zu können. Außerdem würde er gern die Histamin- und Glutenunverträglichkeit, die sein Körper vor einigen Jahren entwickelte loswerden.

In den ersten Tagen erkunden wir das Gelände. Hier befindet sich nicht nur das Hospital sondern auch ein College für Ayurvedamedizin. Es gibt einen großen Kräutergarten vor und einen kleineren hinter dem Krankenhaus. Wir entdecken eine Apotheke in der die ayurvedische Medizin hergestellt wird. Ein Gästehaus beherbergt die international anreisenden Praktikanten. Zusätzliche Wohnquartiere sowie zwei Wohnhäuser auf dem Gelände bieten einigen Ärzten sowie ihren Familien die Möglichkeit auf dem Gelände zu wohnen. Ganz am Ende befindet sich im Moment eine Baustelle, auf der ein neuer großer Gebäudekomplex für die Pancha-Karma-Kuren entsteht. Wir spazieren vormittags, nachmittags und abends alle Wege ab und können zusätzlich auf dem Dach des Hospitals unsere Runden drehen. Von hier aus beobachten wir das städtische Treiben der Inder, ihrer Kühe und Hunde. Wir freuen uns über eine große Affenfamilie, die in den Bäumen des Gartens lebt und über die vielen kleinen Streifenhörnchen, die überall herum wieseln.

HANUMAN-LANGUREN sind 40 bis 78 cm große und schlanke Affen, deren langer Schwanz bis zu 110 cm lang wird. Ihr haarloses schwarzes Gesicht wird von einem weißen Haarkranz umgeben. Das Fell ist auf der Oberseite silbergrau. Sie sind im Hinduismus heilig, da sie den Affengott Hanuman verkörpern und wurden deshalb nach ihm benannt. Wahrscheinlich füttern die Inder deshalb die doch sehr großen, starken, mit kräftigen Reißzähnen ausgestatteten Affen und akzeptieren sie selbstverständlich in ihrem unmittelbaren Umfeld. Dies hat zu Folge, dass sie sogar Lebensmittel aus der Hand stehlen oder Menschen verletzen, die sich den Tieren unbedacht zu sehr nähern. Aufgrund der großen Infektionsgefahr sollte man solchen Verletzungen unbedingt aus dem Weg gehen.

Auf einer sehr gut gepflegten Wiese im Zentrum des Areals picknicken Gäste und Patienten im Schatten der Bäume. Auch wir nutzen diese Wiese zum spazieren, lesen, und entspannen. Nachts schlafen Gäste vollständig in dünne Decken oder Tücher eingewickelt auf den Bänken oder dem Fußboden und einige davon schnarchen wirklich heftig.

LANGEWEILE Insbesondere in den ersten Tagen benötigt man ein wenig Beschäftigung gegen die Langeweile. Wer meditieren kann ist klar im Vorteil und sollte das nutzen, da es dem Behandlungserfolg dient. Wichtig ist vor allen zu wissen, dass es genau darum geht, nichts zu tun. Körper und Geist zur Ruhe kommen zu lassen. In der ersten Woche ist dennoch Zeit für zusätzliche Beschäftigung wie lesen, sudokus, malen, schreiben oder ähnliches. Hier muss jeder für sich selbst das Richtige finden. Auf jeden Fall sollte die Arbeit keine Rolle spielen und auch die Emails, sms- oder WhatsApp-Nachrichten sollten möglichst privat und problemlos sein.

Während wir in den ersten drei Tagen das Gelände mehrfach ablaufen, immer neue Details entdecken, die Arbeiten auf der Baustelle sowie das Spiel der Baustellenkinder beobachten, sind wir doch ziemlich gelangweilt.

Die Arbeitskraft in Indien ist im Vergleich zu Deutschland sehr günstig. Deshalb sieht man auf der Baustelle viele Frauen und Männer, jedoch kaum Maschinen. Die teure Anschaffung lohnt sich wohl kaum. Lastwagen bringen das Baumaterial, ein Mischer arbeitet und zwei Mal sehe ich auch einen Bagger in Aktion. Alles wird per Hand gemacht. Die Baugrube wird zum Beispiel mit kleinen Handhacken, mit denen die Erde gelöst und in Schalen gefüllt wird, ausgehoben. Die gut gefüllten Schalen werden danach von den Frauen beiseite getragen. Auffällig ist, dass die Frauen teilweise härter arbeiten, als ihre Männer. Während zum Beispiel ein junger Mann mit einem Wasserschlauch die Ziegelsteine befeuchtet und mit seinem Handy spielt, tragen die Frauen im Akkord Sand, Split und Steine auf ihrem Kopf. Sie müssen Rücken aus Stahl haben und sind offensichtlich hier das starke Geschlecht, denn sie heben sich die Lasten auf den Kopf, tragen sie über die gesamte Baustelle, um diese dann in den Mischer zu kippen oder an ihre Männer, die das Fundament setzen, in die Baugrube herunter zu reichen. Mit ihren wunderschönen Kleidern, auch Sari genannt, den schwingenden Hüften wirken sie wie auf mich wie übermenschlich starke Feen und etwas deplatziert in dieser staubig schmutzigen Umgebung. Hat die Art der Tätigkeit hier vielleicht auch etwas mit den Kasten zu tun?

Ganze Familien arbeiten gemeinsam auf der Baustelle und wohnen gleich nebenan in selbstgezimmerten Buden. Diese Behausungen werden aus unterschiedlichsten Materialien gebaut, die sich hier so finden und mit Tüchern abgehängt, um etwas Privatsphäre und Häuslichkeit zu gewinnen. Gekocht wird auf offenen Feuern und das Holz dafür sammeln die Frauen auch auf dem Gelände ein. Ihre Kinder sind natürlich auch dabei und spielen die meiste Zeit auf dem Bauplatz auf den Kiesbergen oder einfach im staubigen Sand. Sie laufen barfuß kreuz und quer, spielen mit Pappkisten, Ziegelsteinen sowie allem was sich dort so finden und gebrauchen lässt. Mit großer Sicherheit bewegen sie auf den frisch gesetzten Mauern, ohne herunterzufallen. Sobald sie laufen können, kann die Mutter ohne Kind am Körper arbeiten. Das Kleinkind wird von den größeren beaufsichtigt und in ihr Spiel einbezogen. Sind die Kinder so etwa sechs bis sieben Jahre alt, beginnen sie mit Freude den Eltern auf der Baustelle zu helfen und demonstrieren uns Besuchern stolz, was sie schon können. Wir hatten Kinderhandtücher von zu Hause mitgebracht und schenkten diese den Familien hier. Ulli und Michael kauften regelmäßig Obst für die Kinder. Irgendjemand besorgte Sandspielzeug, über das sie sich sehr freuten. Auf jeden Fall ist diese Art des Bauens und des Arbeitsschutzes, an die Vorgaben für Kinderspielplätze will ich gar nicht denken, eine ganz andere als in Deutschland und damit sehr interessant für uns. Denn obwohl hier fast alles mit der Hand gemacht wird, geht es doch sehr zügig voran und wir können auch keinen Unfall beobachten.

Es ist sehr laut und staubig. Außer Ghee und Pippali gibt es keine Behandlung. Der Ablauf der Kur ist uns unbekannt und wir wissen leider noch nicht, dass diese ersten Tag der Ruhe wichtig sind, um uns auf den Reinigungsprozess vorzubereiten. Genauso wenig ahnen wir, dass dieser mit der Einnahme von Ghee und Pippali bereits angefangen hat. Durch das spätere Lesen in Ayurvedabüchern werde ich mir dies erst herleiten. Gelangweilt trinken wir also unser Ghee, das warme Wasser mit oder ohne grünem, scharfem Pippalipulver, üben uns in Geduld und harren der Dinge, die man mit uns anstellen wird ohne zu wissen, dass es bereits in unseren Körpern arbeitet.

Während wir anfangs am Nachmittag eine Yogarunde einschieben und uns zu einer vom Band geführten Meditation dazugesellen, da wir uns fit und unausgelastet fühlen, müssen wir unsere Yogarunde am 4. Tag abbrechen. Wir fühlen uns seltsam schlapp und uns ist auch übel. Kommt das vom Ghee, von den kleinen Portionen zum Mittag und zum Abendbrot oder vom schlechten Schlaf? Kopf- sowie Bauchschmerzen setzen ein und lassen sich immer weniger ignorieren. Meine Beine schmerzen nachts so heftig, dass ich davon wach werde, nicht mehr einschlafen kann und morgens Muskelkater in Oberschenkeln sowie Waden spüre. Diese Schmerzen in den Beinen kenne ich seit meiner Kindheit und ich habe gelernt mit ihnen zu leben. Aber die Stärke der Schmerzen und der anschließende Muskelkater ohne vorheriger sportlicher Überlastung sind neu. Heute erkläre ich mir das mit dem beginnenden Reinigungsprozess. Also beobachten wir nun das Treiben der Studenten, Patienten und ihrer Gäste, der Affenbande und der Schar von Streifenhörnchen von unserer Galerie aus und laufen weniger herum. Wir lesen, zeichnen, schreiben Tagebuch und spielen Karten. So werden wir in der zweiten Hälfte unserer ersten Woche immer ruhiger und gelassener.

Mit dem Ende der Gheetherapie beginnen die täglichen Massagen am Vormittag.

SNEHANA nennt man die Ölanwendungen. Es gibt innere und äußere SNEHANA. Die klassische Ganzkörpermassage heißt ABHYANGA und dient der Entspannung, Beruhigung, dem Stressabbau und der Harmonisierung. Sie soll gegen Verspannungen, Bluthochdruck, Lymphblockaden und Schmerzen wirken und eine bessere Durchblutung im Gewebe ermöglichen. Angewendet wird sie bei allen Vataerkrankungen. Bei einem erhöhtem Kapha wird sie nicht eingesetzt.

Die täglichen Massagen gehören zu den schönsten Behandlungen und ich genieße sie von Anfang an. Ich betrete einen mit 5 Massageliegen und einer Kochecke vollgestopften Raum. In einer Ecke köcheln auf drei Gasflammen die Zutaten. Besonders spannend finde ich einen Topf, aus dem es intensiv nach Heu riecht. Vermutlich ein Kräutersud, der hier angesetzt wird. Dann entdecke ich einen großen Topf mit Massageöl, das hier warm gehalten und einen Topf in dem offensichtlich Ghee hergestellt wird. An den Töpfen steht immer eine Frau, die das Ghee abschöpft und in den Töpfen rührt.

Ich bekomme eine Liege zugewiesen und beobachte nun von hier aus das geschäftige Treiben. Viele Frauen huschen hin und her. Einige massieren bereits Patienten. Sie laufen immer wieder zur Kochstelle und tauschen das Massageöl aus, damit es warm genug ist. Dabei schlängeln sie sich durch die Liegen, Hocker, Patienten und Kolleginnen.

Im Raum wird fröhlich geplappert. Da ich kein Wort verstehe, kann ich nur vermuten, dass man sich morgens über Neuigkeiten oder Erlebtes austauscht. Man neckt sich gegenseitig und ich kann genau sehen, wer hier in der Rangfolge höher steht und sich damit mehr erlauben kann.

Nun kommt auch eine der Inderinnen auf mich zu. Ich soll mich auf einen Hocker setzen. Meine Haare werden geöffnet und alles beginnt mit einer wohltuenden Kopfmassage. Das warme Öl läuft durch meine Haare und die Finger der Masseuse bewegen kräftig meine Kopfhaut. Viel zu schnell ist diese Wohltat vorbei. Meinen Kopf könnte ich stundenlang massieren lassen, aber der ist nur ein kleiner Bestandteil der Ganzkörpermassage. Diese besteht nämlich aus sieben Positionen und die Kopfmassage im Sitzen ist nur die erste. In den Positionen zwei bis sechs liegt man anfangs auf dem Rücken, dann auf der Seite (erst links, dann rechts), danach auf dem Bauch, wieder auf dem Rücken, um zum Schluss noch einmal im Sitzen massiert zu werden. Alles zusammen dauert eine halbe Stunde, in der ich mich meist sehr gut entspannen kann.

Auch im Massageraum gibt es eine Ärztin, die dafür sorgt, dass hier alles gut und richtig läuft. Frau Dr. Vidhi Parmar, eine kleine, schlanke und sehr junge Frau, hat hier den Hut auf. Regelmäßig kommt sie herein und kann das fröhliche Geplapper im Raum mit ihrer Stimmer bei weitem übertönen. Immer wieder sorgt die Chefin für Ruhe im Massageraum, die jedoch selten lange anhält, sobald die Frauen wieder unter sich sind. Zu Beginn stört mich ihr lautes indisches Geschimpfe sehr. Ich merke aber sehr schnell, wenn Doktor Vidhi nicht für Ordnung sorgen würde, wären wir Patienten mit den Masssagen bald nicht mehr zufrieden. Einmal ist meine Masseuse so mit ihren Gesprächen beschäftigt, dass sie sich bereits von mir abwendet, während sie immer noch meinen Bauch bearbeitet. Das wird mir dann auch zu bunt. Eine solche Massage ist nichts wert und darauf kann ich dann auch gern verzichten. Deshalb schaue ich mir das eine Weile an und erhebe mich dann, um ihr zu zeigen, so geht's nicht. Wenn es so läuft gehe ich. Erschrocken wendet sie sich mir wieder zu, versteht sofort und ist dann bis zum Schluss ganz bei mir. Ja so ist es gut. Ich bin zufrieden, da ich mich auch ohne Kenntnis der Sprache eindeutig sowie unkompliziert verständigen konnte und ohne Ärger zu verursachen die Situation verbesserte.

Nach der Massage geht man zum Schwitzen in das Dampfbad. Dies ist kein Saunaraum, wie wir ihn kennen sondern eine Holzkiste, die an einen Sarg erinnert. Ein Deckel wird längsseits aufgeklappt, man legt sich so auf eine mit Gaze überspannte und mit Tüchern abgedeckte Unterlage, sodass der Kopf heraus guckt und für den es natürlich außerhalb der Kiste auch eine kleine Ablage gibt. Dann wird der Deckel wieder zugeklappt und der mit Kräutern versetzte Dampf, der aus dem unteren Teil der Kiste kommt, kann sich gut verteilen. Ich genieße die 10 bis 15 Minuten im Dampfbad und fühle mich danach wie auf Wolken. Währenddesssen sitzt immer eine Frau am Kopfende, fragt regelmäßig „Steam ok? More? Slowly?" und regelt entsprechend unseren Wünschen die Stärke des Dampfes. Hier sollte man auch nicht zu hart zu sich sein, da man sich schnell verbrennen kann. Der Dampf kann ja kaum entweichen. So sollte man lieber ein bisschen früher als zu spät darum bitten, den Dampf herunter zu drehen.

SREDANA heißt die Schwitztherapie und dient der Entschlackung und Entgiftung. Wichtig ist eine Nachruhezeit von 30 Minuten. Danach soll man sich gründlich duschen und einen leichten Ölfilm auf dem Körper behalten, sich gut abtrocknen sowie Wind, Kälte und Nässe vermeiden.

Alle unsere Zweibett-Zimmer sind mit einem Bad und einer Toilette ausgestattet. Das Bad hat ein Waschbecken, das in einen Waschtisch eingebaut wurde, was bereits ganz komfortabel ist. Der Ablauf endet jedoch als flexibler Schlauch auf dem Steinfliesenfußboden. Nach den ersten Handlungen am Waschbecken wundern wir uns noch über unsere nassen Füsse, entdecken dann aber schnell die Ursache, stecken das Schlauchende ins Gulli und behalten seitdem beim

Händewaschen trockene Füße.

Auch an das indische Duschen gewöhnen wir uns schnell. Unter dem Waschtisch stehen zwei Eimer mit je einem kleinen Schöpfgefäß. Man lässt sich also Wasser in den Eimer, schöpft sich etwas heraus und begießt sich damit. Morgens kann ich das Duschen nicht empfehlen, obwohl Ayurveda etwas anderes lehrt. Das Wasser wird nämlich auf dem Dach in großen schwarzen Behältern durch die Sonne erwärmt und so kann man sich sehr gut vorstellen, welch erfrischendes Erlebnis so eine morgendliche Dusche ist. Je nach Wetter, kann man jedoch ab 10 oder 11 Uhr mit sehr warmen Wasser rechnen. Später wird es dann zu heiß. Also Achtung, auf den richtigen Zeitpunkt kommt es an. Nach meinen Duschgängen war das gesamte Bad nass. Das Wasser läuft jedoch relativ schnell ab und fleißige Hände putzen alle Räume jeden Tag.

Unsere Toilette ist ein richtig europäisches Toilettenbecken mit Klohbrille, wenn sie auch nicht bei allen Patienten heil war. Ich bin sehr dankbar, dass man uns gerade hier etwas entgegen kommt. Zur Spülung dreht man einen Hahn auf, sodass Wasser über einen Schlauch ins Becken fließen kann. Es funktioniert und nach ein bisschen Übung bekomme ich auch hier keine nassen Füße mehr. Sogar für Toilettenpapier wird gesorgt und meist rechtzeitig ergänzt.

Zweite Woche

Inzwischen sind wir routinierter. Unser Tag beginnt mit mehreren Bechern warmen Wasser und wir gehen morgens barfuß unsere Runden über den noch feuchten Rasen. Man munkelt, das wäre sehr gesund und verbessert das Sehen. Keine Ahnung ob das stimmt, aber mich erinnert dieses morgendliche Rasentreten an Kneipp und ich mag es sehr. Andere Mitpatienten offensichtlich auch. So lernen wir Inder und indischstämmige Kanadierinnen, Britinnen und Pariserinnen kennen. Der Smalltalk beginnt in der Regel mit familiären Fragen sowie Antworten und endet mit dem Grund des Aufenthaltes. Das ist ganz interessant und sorgt für ein wenig Abwechslung.

Stefan darf nun nach 5 Tagen Ghee auch zur Massage und zum Dampfbad gehen. Die Kopfmassage war aufgrund seiner langen Haare weniger erfolgreich. Zum Einen können die Männer offenbar mit langen Haaren nicht so gut umgehen wie ihre indischen Kolleginnen. Wir Frauen werden nämlich konsequent von Frauen und die Männer von Männern massiert. Indien eben. Der arme Masseur war heillos überfordert und der eigentlich dünne Zopf war zum Schluss ein dickes Knäuel. Zum Anderen roch das Massageöl so verdächtig nach Ghee, dass Stefan bei der Massage ebenso übel wurde wie beim Trinken desselben.

Nach einigen Überlegungen und dem Abwägen der Argumente entscheidet er sich konsequent. Die Haare kommen ab, gleich heute. Schließlich wollen wir ja eine Generalüberholung, da können auch die Haare einmal neu. Da ich unbedingt den blonden korkenziehergelockten Zopf aufheben will, werden die Haare gründlich gewaschen, getrocknet und zu einem wunderschönen Zopf frisiert. Den schneide ich dann mit meiner Nagelschere direkt am Kopf Stück für Stück ab. Mit Stefans elektrischem Rasierapparat, den er bisher immer zum Barttrimmen nutzte, schere ich dann den gesamten Kopf kahl. Obwohl ihm der kahle Kopf sehr gut steht, sieht man nun all die Flechten und roten Stellen auf seiner Kopfhaut. Wir sind richtig erschrocken und können uns jetzt die Schuppen erklären, die regelmäßig auf seinem T-Shirt landeten. Egal, das soll hier ja besser werden und das wurde es auch. Mit den täglichen Ölmassagen, einer zusätzlichen Ölbehandlung am Nachmittag und sicher auch durch den Reinigungsprozess wird die Kopfhaut zum Ende der Kur gesund aussehen.

Nach der Gheetherapie und zwei Tagen mit

Massage und Dampfbad beginnt das Abführen. Am Vormittag, nach der Massage und dem Dampfbad geht es los. Zu Beginn singt die Ärztin mit den Schwestern ein wunderschönes Mantra, dass wir auch bei folgenden Behandlungen immer wieder zu hören bekommen.

ohm

brahma daksasvi rudendra

buhu candrar kanila nalah

risayah sausadhi gramah,

bhuta sanghas cu pantu te

rasaya nam ivarsi nam

devanam amr.tam yatha

sudheva uttama naganam

bhaisajyam ida mastu te

Dann bekommen wir eine wirklich übel schmeckende Kräuterpaste, welche offensichtlich das Abführmittel ist. Zum Glück bereitet mich Eva im Vorfeld darauf vor und ich löffele den Brei tapfer und zügig auf. Zur Belohnung gibt es etwas Rosinenwasser, was den Geschmack im Mund wieder deutlich verbessert. Nun muss man sich hinlegen, Ruhe halten, soll nicht mit anderen sprechen, das Zimmer nicht verlassen, natürlich gibt es auch kein Mittag. Außerdem bekommen wir eine Liste, auf der wir alle Stuhlgänge mit der Anzahl der Kontraktionen und der Farbe sowie Konsistenz des Stuhls notieren sollen. Na gut, dann schauen wir mal.

Eva absolviert bereits ihre sechste Kur hier in diesem Krankenhaus und gilt daher als alter Hase. Sie ist bereits einige Wochen hier und wird bald wieder nach Hause fahren. Mit ihren Hinweisen, insbesondere zum Virecena, ist sie mir eine große Hilfe. Selbst Krankenschwester, Physiotherapeutin, Pharmareferentin, wechselte sie nach einigen Schicksalsschlägen von der Schulmedizin zum Ayurveda. Sie meint, die Ärzte zu Hause konnten ihr nicht mehr helfen. In Birstein lernte sie den Doktor Gupta kennen, der sie für zwei Monate nach Indien einlud. Nach ihrer ersten Kur fühlte sie sich so aktiv und gesund wie noch nie in ihrem Leben. Sie war so voller Tatendrang, dass sie ein Jahr lang kein

Bedürfnis auf Urlaub verspürte. So plant Eva seit dem diese Kur einmal im Jahr fest ein, auch wenn sie inzwischen ihren Ruhestand, Haus und Garten genießt. In ihrem Umfeld zu Hause versteht man sie nicht wirklich und fragt immer wieder, warum sie diese Kur immer wieder auf sich nimmt. Auch ihre Erklärungen sorgen leider nicht für viel Verständnis, selbst nicht bei Leuten, die es ihrer Meinung nach viel eher nötig hätten. Jeder muss aber eigenständig seinen Weg gehen und sich entscheiden. Wenn man verstanden hat, dass man sich Gesundheit nicht in der Apotheke kaufen kann, dann ist das aus ihrer Sicht schon ein erster richtiger Schritt.

Nach etwa einer Stunde bekomme ich plötzlich heftigste Krämpfe im Bauch und dann renne ich auch schon, renne nach 15 Minuten wieder und dann alle 5 Minuten. Oh je, wenn das so weiter geht, wird meine Liste gar nicht reichen. Aber keine Panik! Gegen 13 Uhr ist dann alles überstanden. Irgendwann ist der Darm ja dann auch mal leer. Die Länge der Prozedur und auch die Stärke der Schmerzen sind natürlich bei allen Patienten sehr unterschiedlich. So gibt es auch einen auf unserem Flur, der den ganzen Tag beschäftigt ist, weil erst lange gar nichts passiert. Andere haben keine Schmerzen. Abends bekomme ich eine sehr dünne Reissuppe. Drei halbe Reiskörner kann ich am Grund finden. Da ich aber auch kein Hunger habe, war das nicht schlimm.

VIRECENA nennt man das therapeutische Abführen und es soll gestörtes und überschüssiges Pitta ausscheiden. Da die Leber der Hauptsitz von Pitta ist, werden die Giftstoffe deutlich reduziert. Diese Behandlung wird jedoch nicht bei älteren Menschen, bei Schwangerschaft, Blutungen im Darm oder After oder Herzschwäche empfohlen.

Schwieriger werden die folgenden Mahlzeiten. Mit jeder wird die Reissuppe dicker und hat damit schnell die Konsistenz von Tapetenkleister. Obwohl wir etwas Salz und Kurkuma einstreuen dürfen, reicht die Menge nicht, um etwas Geschmack in den Schleim zu bringen. Wir taufen die unterschiedlichen Suppen der Reihe, nach immer fester werdender Konsistenz, in Reiswasser, Reisschluppe, Reissuppe, Reismatsche und Reispampe. Danach gibt es das typisch indische Reisgericht Kitchari. Die ganze Prozedur ist nach drei Tagen überstanden und man darf wieder Gemüse und Mungbohnensuppe essen. Plötzlich schmeckt auch das viel besser. Ich hatte wirklich „Glück", denn ich verpasste die leckeren Marsala- und Reischapatis und bekomme gleich nach der ganzen Reiskur Bittergurken auf den Teller. Guten Appetit!

Ich bekomme Halsschmerzen. Alles beginnt am Anfang der 2. Woche mit einer tropfenden Nase und einem trockenen Hals. Dann setzt sich alles zu, so dass ich oft auch nur noch durch den Mund atmen kann. Letztendlich ist mein Hals inklusive meines Zäpfchens fürchterlich wund. Das Wetter ist doch schön hier, warum werde ich so krank? Meine Stimme verlässt mich bereits nach einem Tag Heiserkeit vollständig. Doktor Gupta verschreibt mir Medikamente für die Stimme, die ich stündlich nehmen soll. Sie sehen aus wie kleine Hasenköttel und helfen ein bisschen.

ELADI – VATI

für die Stimme und bei Halsschmerzen, 9 Kügelchen pro Tag zerkauen und im Mund zergehen lassen

5 mg Zimt

5 mg Kardamom

20 mg Pippali

40 mg Kandiszucker

40 mg Rosinen

40 mg Datteln

40 mg Süßholzpulver

Honig und Ingwerpulver

Alle Zutaten mörsern, mit Honig zu kleinen Kügelchen formen und in Ingwerpulver wälzen.

Ich inhaliere dreimal täglich, was wirklich wohltuend ist und für eine kleine Weile Besserung bringt. Eine ganze Woche quäle ich mich. Es wird nicht besser. Am schlimmsten ist es in der Nacht und am Morgen. Alle Schleimhäute scheinen geschwollen und verschleimt.

Aufgrund meiner Halsschmerzen und nicht enden wollender Probleme mit meinen Schleimhäuten, erhalte ich nun jeden Nachmittag ein Nasenölbehandlung, Nasya genannt. Nach einer Gesichtsmassage, einer Wärmepackung mittels einer Wärmflasche und dem wunderschönen Mantra, tropft die Ärztin in jedes Nasenloch 6 bis 8 Tropfen warmen Öls. Man zieht es leicht ein und hält es möglichst 10 Minuten. Bestenfalls bleibt man in dieser Zeit auf dem Rücken liegen. Anschließend spuckt man das Ganze inklusive gelöstem Schleim wieder aus. Herunterschlucken sollte man es nicht. Ich bin immer wieder verwundert, wie viel Schleim diese Behandlung auch nach mehreren Tagen noch zu Tage führte. Anfangs brannte das Öl heftig aufgrund meiner Entzündungen im Hals. Das wurde dann mit der Zeit aber immer weniger.

NASYA ist eine Ölbehandlung durch die Nase. Die Nase ist das Tor zu Geist sowie Seele und damit zum Gehirn. Durch die Schleimhäute nimmt man Lebensenergie (PRANA) auf. Wir kennen das bereits von den Atemübungen (PRANAYAMA). Im Kopf wirken übrigens alle Doshas, die mit dieser Behandlung beruhigt (VATA) oder ausgeschieden (KAPHA) werden. Diese Anwendung wird nachmittags und immer erst nach dem VIRECANA durchgeführt. Es hilft nicht nur bei Problemen mit den Nebenhöhlen, den Augen, Ohren und der Nase, sondern auch bei Kopfschmerzen, Migräne, Steifheit im Kopf-und Nackenbereich sowie in den Schultern oder auch bei Schmerzen im Gesicht. Das Nasyaöl wird mit vielen Kräutern individuell zubereitet.

Viele von uns bekommen diese Anwendung aus den unterschiedlichsten Gründen. besonders interessant finde ich den Ansatz, dass dieses Öl auch die Funktionen der Nerven sowie Synapsen im Gehirn positiv beeinflussen soll und damit zum Beispiel auch Parkinsonpatienten hilft.

Zum Ende dieser Woche kommt mir die Erleuchtung. Ich binde mir mit zwei Gummibändern ein Tempotaschentuch vor die Atemwege und Talia schenkt mir daraufhin eine professionelle Atemmaske, die man eigentlich für Schleifarbeiten benutzt.

Nach wenigen Stunden geht es mir bereits besser. Einen Tag später kann ich wieder ungehindert schlucken und am dritten Tag ist meine Stimme wieder ganz in Ordnung. Wer hätte gedacht, dass ich so empfindlich auf die Luftverschmutzung reagiere. Hier kommt sicher einiges zusammen. Nicht nur die trockene und staubige Luft reizt die Atemwege, auch die vielen Zweitakter, die offenen Feuer in denen auch Plastikmüll verbrannt wird und die Qualmwolken aus den Schonsteinen der Häuser tragen dazu bei.

Andere husten zwar auch mehr oder weniger, aber derartig angegriffen wurde nur ich. Natürlich hadere ich mit der gesamten Situation. Warum fahre ich irgendwohin, wo ich nicht einmal atmen kann? Wie dumm kann man sein? Warum sind die Ärzte nicht auf diese Möglichkeit gekommen? Ich bin doch bestimmt nicht der erste Fall, der so sensibel reagiert? Eine Atemmaske gleich zu Beginn der zweiten Woche wäre es doch gewesen. Hätte ich mich wirklich eine Woche quälen müssen? Warum bin ich nicht eher darauf gekommen?

Es hilft nichts. Wenn ich das hier durchstehen möchte, helfen Vorwürfe wenig. Also rappel ich mich auf, freue mich, dass ich die Lösung gefunden habe, es mir besser geht und versuche mich an diese Maske zu gewöhnen. Die Vorstellung, dass ich das Teil nun drei Wochen tragen muss, motiviert auch nicht gerade. Ich versuche nicht daran zu denken, konzentriere mich auf das hier und jetzt. Und tatsächlich werde ich die Maske bis zur Ankunft im Flughafen Tag und Nacht tragen. In den folgenden Wochen wird es immer wärmer. Wir haben bis zu 40 ° Celsius Lufttemperatur und ich schwitze unter diesem Ding fürchterlich. Aber wenn ich ein paar Stunden ungefilterte Luft einatme, weil mir in der Nacht die Maske von der Nase rutscht, kommen die Beschwerden sofort wieder zurück. Also wähle ich das geringere Übel, bestelle mit Stefans Hilfe bei Amazon India neue Masken und kann sie nach 4 bis 5 Tagen dann auch austauschen.

Talia ist wie wir das erste Mal hier in diesem Krankenhaus und entschied sich aufgrund ihrer schweren Erkrankung für einen siebenwöchigen Aufenthalt. Sie ist eine sehr fröhliche und optimistische Frau, die sich so schnell nicht aus der Bahn werfen lässt. Talia schlägt sich mit der Autoimmunerkrankung Systemischer Lupus herum, die nicht nur zum Rheuma führt sondern auch Gelenke und Organe angreift. Eine wirklich hinterhältige Krankheit, die bereits ihr Herz auf dem Gewissen hat. Außerdem ist da die Polyneuropathie, eine Nervenerkrankung, die für unterschiedliche Symptome sorgt. So nimmt sie viele Medikamente und hat doch auch immer Schmerzen. Ganz zu schweigen von der Sorge, welches Organ sich der böse Wolf als nächstes vornimmt. Seit ich diesen Hintergrund kenne, staune ich noch mehr über die Kraft, die Talia ausstrahlt. Sie war Stewardess und arbeitete später sehr engagiert und erfolgreich in einem Anwaltsbüro. Seit einiger Zeit kann sie aufgrund ihrer Erkrankung nicht mehr arbeiten, ist krank geschrieben und hofft auf eine Berufsunfähigkeitsrente. Nun schreibt sie Kriminal- und Fantasiegeschichten und das gar nicht so schlecht.

Bereits in Indien lese ich ihren ersten Krimi, den man bei Kindle herunterladen kann.

Mal ganz abgesehen davon, dass mich in dieser Woche, meine angebliche Erkältung doch sehr belastet, bewirkt die Reinigungsprozedur für uns unerwartet emotionale Einbrüche. Stefan hat bereits vor dem VIRECANA keinen Appetit mehr, ist schlapp, traurig und fragt sich, was er hier soll. Auch ich liege im Bett und heule mich einmal so richtig aus. Dafür kann ich gar keinen triftigen Grund erkennen, der diese Reaktion rechtfertigt. Was ist eigentlich los mit uns? Wir sind doch ziemlich fit und guter Dinge hier angekommen. Jetzt geht es uns so viel schlechter. Im Nachhinein erklären wir uns das emotionale sowie körperliche Auf- und Ab mit dem Reinigungsprozess. Also rate ich, sich auf solche Gefühlsschwankungen einzustellen. Dann kann man sie besser annehmen. Sie gehen genauso schnell wie sie kommen.

Nach dem Abführtag bekommen wir nun so etwas wie Frühstück und zwei Tage Ruhe verordnet. Morgens um 6 Uhr dürfen wir einen Becher heiße Milch trinken und zwei Löffel von einer, in der hauseigenen Apotheke hergestellten, Amlapaste naschen. Sie schmeckt mir mit der warmen Milch ganz gut. Dies können aber nicht alle

Patienten behaupten. Einigen ist sie zu süß, denn das Geschmacksempfinden sensibilisierte sich aufgrund des Zuckerverzichtes in den letzten Tagen deutlich.

CHYAVANPRASH ist ein Mus aus der Amlafrucht und 40 verschiedenen medizinischen Substanzen, wie zum Beispiel Kräutern und speziell aufbereiteten Mineralien. Es dient der Regeneration und wird grundsätzlich als Nahrungsergänzung empfohlen, da es verjüngend auf die Zellen wirkt. 1-2 Teelöffel pur oder in Milch aufgelöst kann man diese morgens zu sich nehmen. Der Amlabaum wird auch indische Stachelbeere genannt. Die golfballgroßen runden Früchte enthalten viel hitzebeständiges Vitamin C. Ihr werden viele heilende Wirkungen nachgesagt.

Obwohl ich mich in den letzten Jahren von der Kuhmilch verabschiedet hatte, vertrage ich diese warme Milch am Morgen sehr gut. Ich genieße das tägliche Frühstück meistens mit unser Zellennachbarin Luigia, da Stefan diese doch sehr ruhige Morgenzeit aufgrund der unruhigen Nächte zum Schlafen nutzt. Die frische Morgenluft, die

Amlapaste und die warme Milch werden zu einem geliebten Morgenritual, durch das ich entspannt und positiv in den Tag starten kann.

LUIGIA, eine gebürtige Italienerin ist in der Schweiz aufgewachsen und lebt in Zürich. Nach einigen Jahren ärztlichem Gerätsel, erhielt sie die Diagnose an Parkinson erkrankt zu sein. Als tatkräftige Frau, die selbstständig ein gut gehendes Übersetzungsbüro aufbaute und betrieb, sich so mit viel Kraft und Ausdauer aus der Armut in den mittelständischen Wohlstand arbeitete, musste das ein Schock gewesen sein. Die westliche Schulmedizin bietet ihr eine Therapie, die die Symptome verringert. Leider haben diese Medikamente starke Nebenwirkungen und die Angewohnheit, nach eine Weile nicht mehr so gut zu wirken. Das bedeutet für den Patienten, dass er immer mehr nehmen muss, um die gleiche Wirkung zu erzielen. Luigia erhofft sich mit dem Aufenthalt in dieser Klinik, diesen Teufelskreis für eine gewisse Zeit unterbrechen zu können. Wenn sie in den nächsten Monaten ihre Medikamentendosis nicht erhöhen muss, hat sich diese Kur für sie bereits gelohnt. Luigia hat bereits in Zürich eine Ayurvedaärztin, mit der sie sehr zufrieden ist. Diese hat sie gut auf die Behandlungen hier in Indien vorbereitet. So wird sie zum Beispiel für eine Anwendung ihren Kopf scheren lassen müssen, was sie auf bewundernswerte Weise tapfer über sich ergehen lässt.

Luigia wächst mir in diesen Wochen ans Herz. Ich mag sie sehr und bewundere ihre Kraft und Gelassenheit. Immer wieder verlieren wir uns in Gesprächen, die ich genieße. Wir spazieren gemeinsam über das Gelände und bauen uns gegenseitig auf, wenn wir zwischendurch doch mal den Humor verlieren. Ich bin gespannt, was sie in ein paar Wochen erzählt. Wie es ihr geht und was die Kur ihr gebracht hat.

Nach dem VIRECANA gibt es dann täglich, einmal vormittags und einmal nachmittags ein sehr bitteres Getränk. Soweit wie ich das verstanden habe, ist das ein Allheilmittel. Erst höre ich, es soll gegen die Schmerzen sein, später sagt man diese Medizin ist für eine bessere Verdauung. Ich weiß es nicht. Stefan und ich bekommen das Gleiche, aber wohl nicht alle Patienten. Luigia darf ihre Medizin mit zusätzlichem Öl vermischt trinken und wird mit ihren ganzen Ölbehandlungen wie eine Pharaonin behandelt. Die Medizin ist jedenfalls so bitter, dass ich mich konditionieren muss, um den Schluckreflex auszulösen. Aber auch daran gewöhne ich mich mit der Zeit und es wird leichter. Schließlich nehme ich diese Medizin bis zum Schluss also 25 Tage zweimal täglich ein. Der Mensch gewöhnt sich an alles oder an fast alles. Das ist doch sehr praktisch.

Jeden Sonntag gehen wir zum Wiegen. Für den einen ist dieser Termin natürlich wichtiger als für den anderen. Ich nehme innerhalb der fünf Wochen vier Kiloramm ab, Stefan hingegen sechs. Ulli ist speziell zum Abnehmen hier und verliert auch ganze sechs Kilogramm. Ein Teil begründet sich auf das verlorene Wasser und alte Rückstände, die durch das Reinigungsverfahren ausgespült werden. Aufgrund der Diät, die aus Gemüse, Reis sowie Suppe bestehenden Mahlzeiten, verlieren wir aber auch so Einiges an Gewicht. Insbesondere unsere kleinen Portionen in den ersten zwei Wochen sorgen gerade am Anfang für unseren Gewichtsverlust. Später erkämpfen wir uns täglich Löffel für Löffel größere Häufchen auf unseren Edelstahltabletts. Ich bekomme einen Löffel Gemüse. „More vegetable, please!" Also legt man mir gütig einen halben Löffel dazu. Immer noch nicht zu frieden bitte ich um mehr. Es folgt ein zusätzlicher viertel Löffel, nun schon ein bisschen widerwillig. So spielt sich das zu jeder Mahlzeit ab und es ist so sehr mühselig an genügend Nahrung zu kommen. Wenn die Portionen jedoch zu klein sind, schiebe ich zwei bis drei Stunden, vor der nächsten Möglichkeit etwas zu essen zu bekommen, fürchterlichen Hunger. In meinem ganzen Leben war ich noch nie so oft und so lange so hungrig. Ehrlich gesagt fühlte ich mich auch benachteiligt, denn ich bin ja nicht zum Abnehmen hier. Mit meinen anfangs 59 Kilogramm bei 171 cm Körpergröße bin ich auch nicht gerade dick. Also was soll das? Das habe ich bis heute nicht verstanden.

Ulli führte mehrere Restaurants in seinem Leben. Erst als Angestellter, später selbständig. Jeder kann sich wohl vorstellen, welchen Raubbau diese Tätigkeit an einem Körper verursacht. Nicht nur die vielen Stunden ohne Pausen, auch der verschobene Tagesrhythmus in die Nacht hinein schlauchen. Ein paar Jahre führte er sogar eine Nachtbar, was natürlich noch viel anstrengender war. Heute ist er im Rentenalter und arbeitet als Tourismusberater in Georgien, will weitere ähnliche Jobs annehmen, aber auch etwas ruhiger treten. Ulli ist fit und zum Abnehmen hier. Im letzten Jahr leistete er sich eine Wellness-Ayurveda-Kur in Sri Lanka und war damit sehr zufrieden. Hier landete Ulli, da er auf einem Empfang jemanden traf, der davon erzählte und ihn damit begeisterte. Ohne groß nachzufragen oder zu recherchieren buchte Ulli vier Wochen in diesem Hospital und war verständlicher Weise zu Beginn über die Bedingungen hier schockiert. Er ging zum Beispiel nach seiner Ankunft mitten in der Nacht eine Runde durch den Ort spazieren, kam dann nicht mehr ungehindert auf das Gelände, da das Tor bereits verschlossen war. Der Pförtner muss am nächsten Tag gleich den Doktor informiert haben, denn Ulli wurde ordentlich eingenordet. Ein Krankenhaus ist eben etwas anderes als ein Hotel. In bewundernswerter Weise akzeptierte er diese unerwarteten Bedingungen hier und zog die Sache durch. Ein richtiger Kaphatyp eben. Er ist aber mehr für das Verwöhnen und da er hier wie dort innerhalb von vier Wochen sechs Kilogramm abnahm, wird er sich wohl wieder für eine Kur in einem Hotel entscheiden. Ich bin trotz dessen gespannt, was er mir in ein paar Wochen erzählt, denn die Nachwirkungen der Kur, so sagt man, soll man nicht unterschätzen.

Zum Ende der zweiten Woche spüre ich dann eines Morgens einen wunderbaren Tatendrang in mir. Die Ruhetage nach dem VIRECENA taten mir offensichtlich sehr gut. Ich bin voller Energie, bewege mich bereits in aller Frühe als alles noch schläft voller Elan auf dem Gelände und schreibe seitenweise Beobachtungen in mein Tagebuch. So fühle ich mich gut, so kann es weiter gehen. Alle Schmerzen sind vergessen. Ich kann wieder ungehindert atmen, meine Stimme ist zurück und ich freue mich auf die nächsten Tage. Wenn es so weitergeht, wird mein Tagebuch nicht reichen.

Nach der Massage und dem Dampfbad dusche ich mal so richtig ausgiebig, wasche meine Haare, schrubbe Füße und Zehen. Mir geht es richtig gut. Nicht wissend, dass dieser Höhenflug ebenso schnell endet wie die emotionalen Tiefschläge. Was für ein Auf und Ab? So müssen sich Menschen fühlen, die manisch depressiv erkrankt sind. Eine wirklich interessante Erfahrung und doch bin ich froh, bisher von dieser Krankheit verschont geblieben zu sein.

Nach dem VIRECENA und der anschließenden Ruhezeit erwartet uns der erste Einlauf.

VASTI oder auch Basti nennt man die Einläufe. Sie sollen den Darm gründlich reinigen, um Fäulnisprozesse aufgrund von Ablagerungen zu vermeiden. Da der Dickdarm als Hauptsitz des VATA gilt, beruhigen und harmonisieren diese Einläufe durch vatareduzierende Kräuter sowie Sesamöl. Der NIRUHA-VASTI ist ein Kräutersud, der vormittags gegeben wird und 10 bis 30 Minuten gehalten werden soll.

Das versuchen wir natürlich ganz sportlich. Während ich es auf 15 Minuten bringe, rennt Stefan bereits nach 10 Minuten. Später erfahre ich, dass es für ältere Menschen ohnehin schwerer ist die Einläufe zu halten. Wichtig ist m. E., dass man sich nicht zu sehr quält und bei einsetzenden Bauchkrämpfen dann auch zur Toilette geht. Nach ein bis zwei Toilettengängen kommt jedenfalls nichts mehr. Dieses tolle Gefühl der Leichtigkeit, von dem uns im Vorfeld berichtet wurde, haben wir jedoch nicht. Obwohl wir beide in der folgenden Visite angeben, uns nicht vollständig entleert zu fühlen, wird Stefan 5 Tage in Folge diesen Einlauf am Vormittag erhalten, während man mir ab dem nächsten Tag einen anderen mit mehr Öl am Abend verabreicht, den ich dann täglich bekommen soll. Erst 16 Tage später, nachdem ich wieder sehr schlecht schlafe und die Schmerzen zurück kehren, werde ich einen zweiten Vormittagseinlauf erhalten, der fürchterliche Krämpfe verursacht, die auch nach der Behandlung noch einige Stunden nachhallen.

> ANUVASANA ist ein Einlauf aus Sesamöl, der am Abend zum Zubettgehen gegeben, möglichst bis zu 12 Stunden gehalten werden soll, einen nährenden Effekt hat und ebenso VATA besänftigt. Dabei soll es hilfreich sein, zehn Minuten auf der einen Seite liegen zu bleiben, sich dann für weitere zehn Minuten auf die andere Seite zu drehen um danach noch einmal auf dem Rücken zu liegen, wobei man die Beine anziehen kann. Die Bewegungen verteilen das Öl besser im Darm und erhöhen somit die Wirkung.

Diese Abendeinläufe kamen immer gleich nach dem Abendessen. Also müssen wir unseren Verdauungsspaziergang nun leider abschreiben. Sind wir erst einmal mit dem Vasti versorgt, empfiehlt es sich nicht sonderlich aufzustehen und mehr als notwendig herumzulaufen. Aufgrund meines hohen Wasserkonsums muss ich jedoch andauernd pullern gehen. Nun bewältige ich die große Herausforderung, zu urinieren ohne das Öl herauszulassen. Mit viel Konzentration und ganz vorsichtig klappt das auch. Männer haben es da vermutlich eindeutig leichter. Das haben sie bereits in frühester Kindheit gelernt, während sie sich von den Windeln verabschieden mussten. Bei mir führt das dazu, dass ich ab diesem Tag viel weniger Wasser trinke.

Jeden Tag spätestens um sieben Uhr im Bett zu liegen, macht wirklich keinen Spaß. Wir lesen und hören Nele Neuhaus. Die Abende werden lang und ich schlafe meistens sehr früh ein. Meine dunklen Augenränder werde ich trotz dessen nicht los, weil ich dafür immer wieder nachts und morgens sehr früh wach werde.

Dritte Woche

Wie man doch die Zeit rumkriegen kann, ohne ernsthaft tätig zu sein. Nun beginnt bereits die dritte Woche und wir sind in der Lage, einfach so auf einem Stuhl zu sitzen und nichts zu tun. Na gut, wir schauen von der Galerie auf den Campus, trinken ab und zu einen Schluck Wasser, wechseln das ein oder andere Wort aber ansonsten sitzen wir da wie zwei sehr alte Leute und lassen den Tag uns uns vorbei ziehen. Beinahe beschleicht mich ein schlechtes Gewissen, das ich gleich wieder verscheuche. Ich bin nun einmal hier, lasse mich, so weit es mir möglich ist, darauf ein und beobachte das Geschehen um mich herum. So sehe ich zum Beispiel Siegfried zu, der fast am anderen Ende unseres Flures sitzt, seine Hände in die Sonne hält und mit ihnen das Strecken übt.

Siegfried ist Physiker und kommt aus Essen. Das Essen liebt er auch, besonders den Käse. Deshalb hat er mit so einigem Übergewicht zu kämpfen. Auf tierische Fette soll er aufgrund seiner rheumatoiden Arthritis jedoch verzichten. Das gelingt ihm hier natürlich bestens. Für zu Hause ist er sich da nicht so sicher, nimmt sich aber fest vor, so lange wie nur möglich die Diät einzuhalten. Seine Schmerzen in den Händen werden tatsächlich während des Kuraufenthaltes besser und die Finger lassen sich auch wieder leichter bewegen. Leider hat er zum Schluss das Gefühl, dass sich das Problem nur verlagert. Nun schmerzt es in den Handflächen. Als ausgesprochener Kaphatyp strahlt er eine freundliche und liebenswürdige Gelassenheit aus. Ich genieße es, mit ihm zu plaudern und bin sehr gespannt, was er mir in einigen Wochen erzählt.

In dieser Woche bekomme ich das Buch „Ayurveda Kuren: Ein praktisches und wohltuendes Verwöhnprogramm für Gesundheit und Schönheit" von Monika und Reinhart Schacker in die Hände. Sabine hatte es sich bereits vor der Kur besorgt und mitgebracht.

Sabine war selbstständige Physiotherapeutin und für sechs Angestellte verantwortlich. Jeder der der das kennt, weiß
wie man in so einer Situation gefordert
wird. Sie ist ein wahres Energiebündel
und strahlt noch kein bisschen das
Rentenalter aus, das sie chronologisch
bereits erreicht hat. Sabine verlor ihren
Mann durch den Krebs. Eine lange
Leidensgeschichte ging dem voraus.
Danach stürzt sie sich noch mehr in ihre
Arbeit, was natürlich auf Dauer nicht
gut gehen kann. Eines morgens kann sie
nicht mehr aufstehen und ruft ihre
Freundin zur Hilfe, die dann auch den
Arzt holt. Interessanter Weise kommen
die aktivsten Menschen meist nicht
selbst darauf, sich einem Arzt vorzustel-
len. Der Blutdruck war viel zu hoch.
Dieses Erlebnis führt bei ihr zu einem
Perspektivwechsel. Sie will ihr Leben
ändern. Fünf Jahre später hat sie ihre
Praxis verkauft, nachdem sie bereits
Stück für Stück kürzer trat. Nun bereist sie
die Welt und gönnt sich einmal im Jahr
die Pancha-Karma-Kur in diesem Krankenhaus. Sabine ist bereits das dritte
Jahr hier und sehr gut informiert. Die
größten Erfolge konnte sie im zweiten
Jahr erreichen. Der Blutdruck war

normal, der chronische Husten verschwand für einige Zeit und sie fühlte sich insgesamt viel besser. Besonders mystisch bleibt ihr ein spirituelles Erlebnis in Erinnerung. Während einer Nasyabehandlung auf dem Rücken liegend, dem Mantra lauschend, sah sie plötzlich ihren Mann vor sich auf einer Wolke vorbei ziehen. Er lächelte und entschwand. Ihr war auf einmal zum Tanzen zumute. Dankbar nutze sie dieses Erlebnis, um sich nun endlich von ihrem Mann richtig zu verabschieden und so los lassen zu können. So wie Sabine es erzählt, glaube ich ihr aufs Wort und bekomme eine Gänsehaut.

Das Buch über die Pancha-Karma-Kuren liest sich gut, weil sich der Inhalt an genau dem orientiert, was wir hier jeden Tag erleben und alles sehr gut verständlich erklärt. Ich lese es fast vollständig und freue mich, etwas über die Hintergründe der einzelnen Behandlungen zu erfahren. Denn die Fragen warum, wozu, weshalb und wofür gibt es hier in Indien nicht. Auch wenn du als unwissender Europäer diese Fragen stellst, wirst du keine Antwort erhalten. Hier wird nicht hinterfragt, hier wird gemacht was der Doktor sagt. Don`t worry! We will see. Wir Europäer sind jedoch anders konditioniert und ich möchte so gern wissen, was hier passiert. Gar nicht, weil ich glaube es besser zu können oder die Behandlung kontrollieren zu müssen. Das liegt mir fern. Ich möchte nur immer gern alles genau verstehen, mitdenken, dazulernen. Ist doch auch interessant. Wenn auch spät, so bringt mir dieses Buch so manche Erkenntnis.

Besonders hilfreich finde ich, dass die Autoren beschreiben, wie man sich als Patient vor, während und nach den Behandlungen verhalten soll. Dies wird von den Ärzten leider auch nur ansatzweise oder gar nicht erklärt. Dabei möchte ich es doch richtig machen und nicht durch Unwissenheit meinen Behandlungserfolg schmälern. Deshalb füge ich die meines Erachtens wichtigsten Informationen meinen Aufzeichnungen bei. Wer mehr wissen will, dem sei das oben genannte Buch als guter Anfang empfohlen.

Mir wird in diesen Tagen erst so richtig bewusst, was ich meinem Körper während meines bisherigen Lebens selbstverständlich abverlangte. Er funktioniert bereits mehr als 48 Jahre doch sehr zuverlässig. Auch und gerade während der härtesten Zeiten, in denen der negative Stress deutlich im Vordergrund stand. Dies wurde durch mich nie hinterfragt. Wenn er mal nicht so wollte, ging ich in die Apotheke und erwartete ein Heilmittel, dass ich dann auch meist bekam. Nur wenn mir der Apotheker nicht helfen konnte und sich mein Körper nicht von allein wieder regenerierte, ging ich zum Arzt und diese Besuche kann ich wohl an meinen beiden Händen abzählen. Meinem Körper habe ich das nie gedankt. Er hatte eben zu funktionieren, dafür war er da. So denken wahrscheinlich viele in meinem Umfeld.

Nun habe ich mit dieser Kur einen anderen Weg eingeschlagen. Einen Weg auf dem man auf seinen Körper hört und auf ihn achtet. Das ist gar nicht so einfach. Das muss man offensichtlich lernen und üben. In diesem Jahr habe ich aber auch erstmals die Gelegenheit dazu.

Denn wenn ich arbeite, benötige ich meine gesamte Konzentration und Kraft. Da immer viel zu viel Arbeit auf meinem Tisch liegt, arbeite ich täglich lange, zeitweise 12 oder gar 14 Stunden am Stück. Familiäre Angelegenheiten, wie zum Beispiel Gedanken zum Abendessen spielen immer erst danach, frühestens auf dem Heimweg eine Rolle. Wie soll ich in so einer Situation auch noch auf mich achten? Ich kam nicht einmal auf die Idee. Schließlich will man die Kinder nicht so oft verzweifelt vor dem Kühlschrank stehen sehen.

Die Urlaubstage nutzen wir zum Abschalten. Mal ein paar Tage nicht über Alltag und Beruf nachdenken, keine Probleme lösen, Zeit für die Kinder und für einander haben. Damit das gelingt, bietet sich sportliche Betätigung an. Wintersport, Kiten oder eine Stadt erkunden, etwas Sightseeing, Museen und Kunstausstellungen anschauen. Mir war bisher gar nicht bewusst, dass auch das keine wirkliche Erholung für den Körper ist. Und wenn der Geist aufgrund der vielen neuen Eindrücke scheinbar Ruhe gibt, so hat er sie jedoch bei weitem nicht. Im Gegenteil!

Durch meinen Aufenthalt hier in diesem Krankenhaus in Indien wird mir erst bewusst wie fahrlässig und dumm dieser Umgang mir mir selbst ist. Ich lege so viel Energie in meine Projekte, arbeite stunden-, tage-, wochen-, monate-, jahrelang an der Umsetzung von Zielen, die ich mir selbst gesetzt habe. Dabei habe ich mich nie gefragt, ob dies auch für mich persönlich gut ist. Klar kommt man dabei an seine Grenzen und ich fragte mich dann so manches Mal, wie lange ich das noch durch halte. Aber all die Kraft setzt man doch für eine gute Sache ein. Ich werde gebraucht, fühle mich verantwortlich. Nie jedoch hatte ich mir gegenüber ein schlechtes Gewissen. Ich erwarte einfach Leistung von mir und meinem Körper. Das ist doch selbstverständlich.

Wir bemühen uns um mehr geistige Ruhe, was jedoch bei diesem permanenten Krach hier schwer fällt. Indien ist so unglaublich laut, selbst auf diesem doch sehr geschützten Gelände. Obwohl der einzelne Inder einen ruhigen und freundlichen Eindruck macht, können sie einen ungeahnten Krach produzieren. Eine Sinfonie der unterschiedlichsten Geräusche, die wir nur teilweise zuordnen können, wird zum ohrenbetäubenden Lärm. So fühle ich mich beispielsweise abends in eine mediterrane Hafenstadt mit vielen gut gefüllten Cafés und Restaurants in engen Straßen und Gassen versetzt. Wer schon einmal dort war, kennt das Stimmengewirr. Außerdem räuspert man sich, zieht die Nase hoch, rülpst laut und ungehemmt, schlurft durch die Flure oder klatscht laut in die Hände. Unterschiedlichste Fahrzeuge fahren bis zur Tür, hupen die Fußgänger an und das auf einem Krankenhausgelände, wo eigentlich der Fußgänger Vorrang haben sollte. Die Türen quietschen und knallen, Riegel schrammen und klappern, der Rasenmäher rappelt, ständig ringt ein Telefon in irgendeinem Zimmer, so dass man gar nicht mehr merkt, wenn es das eigene ist. Handys klingeln und wenn wir Hindi verstehen würden, könnten wir so einiges aus dem Leben der Inder erfahren. Wahrscheinlich telefonieren sie nach Europa, da muss man schon ein bisschen lauter in das Mikrofon rufen.

Unser Flur ist eine Patientenautobahn. Rülpsend und schniefend schlurft hier alles an unseren Zimmern und Tischen vorbei, was von den Krankenzimmern zu den Behandlungsräumen möchte. Auch die Rollstühle werden hier dutzendweise durchgeschoben. Als Bewohner der Randzimmer, darf man sich dann gern behilflich zeigen und bei der Bewältigung der Rampe helfen. Gnadenlos werden die Rollstühle tatsächlich auch durch den Gang geschoben, wenn die Küchenfrauen mit dem Essenwagen eigentlich die gesamte Breite des Flures benötigen. Als Beobachter staunt man, wie man sich scheinbar über die Gesetze der Physik hinwegsetzen kann.

Aber die Inder können noch besser. Mit Anhängern voll großer Lautsprecher beschallen sie die gesamte Stadt und damit natürlich auch uns. Da hilft kein Ohropax mehr. Irgendwoher erschallen Trompeten, Trommeln spielen so laut, dass man die Kapelle auf dem Grundstück sucht, jedoch nicht finden kann.

Der Teil der geistigen Reinigung kommt bei diesem Bedingungen hier wirklich zu kurz.

KUTI PRAVESHIKA, das RASAYANA für den Geist gehört zur Pancha-Karma-Kur dazu wie alle anderen Behandlungen. Zwischen den Ausleitungsverfahren soll man zur Ruhe kommen und ein Gefühl des inneren Friedens entwickeln. Zur geistigen Entschlackung und Regeneration gehören zum Beispiel Meditation und Yoga. In einigen Kuren werden sogar Wohnräume oder -hütten angeboten, deren Fenster mit einer

Sichtmauer verdeckt werden, um möglichst keiner Ablenkung von außen zu erliegen. Der Arzt kann entsprechend der Konstitution individuell einen Zeitraum der kompletten inneren Einkehr für ein oder mehrere Tage verordnen. Selbst das Essen wird allein eingenommen und medizinisches Personal kommt nur auf Wunsch des Patienten.

Um das alles auch hier besser ermöglichen zu können, wird ja nun auf dem Gelände ein neuer Gebäudekomplex gebaut. Auch wenn die Baustelle im Moment zusätzlich für viel Staub und Lärm sorgt, denn die LKWs müssen immer über das gesamte Gelände fahren und bringen auch nachts im Stundentakt neues Material, wird es doch zukünftig für die Pancha-Karma-Patienten ruhiger werden. Die einzelnen Zimmer sind dann mit eigenem Balkon zur Grundstücksgrenze ausgerichtet. Da sich die Klinik in einem Villenviertel befindet und sich auf der hinteren Seite des Geländes eher kleine Nebenstraßen befinden, sollte es auch von der Nachbarschaft weniger Lärm geben.

Um unseren geistigen Reinigungsprozess zu unterstützen, organisieren wir deutschen Patienten uns nachmittags unsere eigenen Meditationssitzungen. Das Hospital bietet trotz mehrfachem Nachfragen keine Meditationskurse an. Walter zum Beispiel hat jedoch Erfahrungen und teilt sie mit uns. Die Terminfindung war gar nicht so einfach, aber 17 Uhr stellte sich dann als gute Zeit heraus, in der es sich jeder einrichten konnte. So lernen wir neue Meditationstechniken kennen und sorgen selbst für das geistige Pancha-Karma.

Walter, ein Zahnarzt i.R. arbeitete nicht nur in seiner Praxis. Im Urlaub betätigten er und seine Frau sich auch uneigennützig auf den Philippinen als Zahnärzte. In seiner Jugend trieb er sehr viel Sport, und als junger Mann bemerkte er, dass ihm nach dem Training und nach Wettkämpfen die Hände zitterten. Anfangs verschwand das Zittern nach wenigen Minuten, mit der Zeit dauerte es jedoch länger an. Später, als er schon einige Jahre seine Zahnarztpraxis betrieben hatte, hielt das Zittern Stunden, sogar Tage an und begann ihn bei der Arbeit zu stören. Der zurate gezogene Neurologe diagnostizierte einen „essentiellen Tremor". Die Ursache sei unbekannt. Es wird vermutet, dass der Tremor entweder erblich bedingt sei oder durch traumatische Erlebnisse erworben werde. Der Verlauf sei so, dass er mit fortschreitendem Alter und auch durch körperliche Anstrengung zunehme. Walter erzählt mir, er vermute, dass er ihn von Geburt an in sich trage, er sei nämlich in den letzten Tagen des 2. Weltkrieges geboren und habe wohl die Schrecken des Krieges schon im Mutterleib erfahren. Medikamente konnten das Zittern unterdrücken, so dass er seine Tätigkeit als Zahnarzt nicht sofort aufgeben musste. Walter übt sich seit 1985 gelegentlich in Meditation und Kum Nye, einer aus dem Tibet stammenden Form von Heilyoga. Nach eigenen Aussagen hat er jedoch erst vor anderthalb Jahren während eines viermonatigen Aufenthaltes in einem tibetisch-buddhistischen Institut in Berkeley, USA die Geheimnisse des Kum Nye entdeckt. Die intensive entspannende und heilende Wirkung, die er da erlebte, habe er sich vorher nicht vorstellen können. Seitdem betreibt er es intensiver. Walter glaubt nicht, dass sich durch diese Kur an seinem Tremor etwas verändert, aber er hofft seinen allgemeinen Gesundheitszustand zu verbessern.

Wir treffen uns nicht täglich zum Meditieren, weil uns alle das tägliche Auf und Ab unseres Gesamtbefindens zu schaffen macht. Deshalb ist die Besetzung auch immer sehr unterschiedlich. Sabine bringt beispielsweise geführte Meditationen vom Band mit, was auch gut funktioniert.

Ab der dritten Woche wird nun auch täglich morgens um sieben Uhr für 30 Minuten Yoga angeboten. Offensichtlich gab es genügend Anfragen. Jeder, der das VIRECENA hinter sich gebracht hat, darf teilnehmen. Diese Yogarunde besuchen viele von uns sehr regelmäßig und wir sind dankbar für das Bewegungsangebot. Dr. Vhidi Parmar führt uns zuverlässig durch einige Dehnungs- und Kräftigungsasanas, die natürlich hauptsächlich die Darmtätigkeit anregen sollen. Wie sollte es anders sein.

Unser Tagesablauf ist nun mit wenigen Ausnahmen immer gleich. Täglich grüßt das Murmeltier. Der Tag füllte sich mehr und mehr mit Terminen, so dass nur noch wenige Stunden für die innere Einkehr bleiben.

TAGESABLAUF

05:30 Uhr   Aufstehen, ein paar Dehnungs
              übungen

06:00 Uhr   Frühstück (heiße Milch und
              CHYAVANPRASH)

06:30 Uhr   Blutdruckmessen, Barfußrunden auf dem Rasen, Yoga

07:30 Uhr   Vorvisite meist mit Dr. Parveen

08:00 Uhr   Visite mit Dr. Gupta und dem gesamten Ärzteteam

09:00 Uhr   Massage und Dampfbad

10:00 Uhr   Nachruhezeit, Bittermedizin cocktail

11:00 Uhr   indisch duschen

12:30 Uhr   Mittagessen

13:00 Uhr   Mittagsruhe (sonntags wiegen, später auch zusätzliche

14:30 Uhr   Behandlungen wenn verordnet)

15:00 Uhr   Blutdruckmessen, Nachmittags visite,

weitere Behandlungen wenn verordnet wie zum Beispiel NASYA, Bittermedizincocktail

17:00 Uhr   Meditationsrunde

18:30 Uhr   Abendessen

19:00 Uhr   VASTI

Wir haben zumindest vor dem Mittagessen und nachmittags ein bis anderthalb Stunden für Besinnung und Spaziergänge. Außerdem können wir, zumindest in dieser Woche noch, die Zeit der Mittagsruhe vollständig zur Entspannung nutzen. Später gibt es dann auch in dieser Zeit Behandlungen.

Noch ist es nicht so heiß wie in den folgenden zwei Wochen. So genieße ich die Zeit gern auf dem Rasen im Schatten der großen Bäume und schaue den Streifenhörnchen zu. Wenn man ganz still sitzt, nehmen die flinken und scheuen Tiere uns wahrscheinlich nicht als Gefahr wahr und so können wir sie nun auch von Nahem beobachten. Ständig auf Habachtstellung, flitzen sie hin und her, sodass man meinen könnte, sie wären auf Koffein. Aber Kaffee und schwarzen Tee gibt es hier ja nicht.

Michael hat deutlich weniger Freizeit als wir. Er bekommt mit der Zeit immer mehr Behandlungen und hat dann in den letzten zwei Wochen seiner Kur zwischendurch kaum 30 Minuten zum Hinsetzen.

Michael ist Mecklenburger und Segler wie wir. Als Maschinenbauer und Wassersportler ist er Zeit seines Lebens immer fit gewesen. Immerhin segelt er bei Regatten mit. Dies änderte sich plötzlich. Allgemeine Schwäche macht sich breit und dabei ist er erst Anfang

50. Da ihm die Schulmedizin nicht wirklich helfen kann, stellt er sich dem Rostocker Ayurvedaarzt Doktor Kehnscherper vor, der ein Schüler von Doktor Gupta ist. So gelangt er hier nach Indien für anfangs vier Wochen. Bald schon wurde klar, dass er noch eine Woche dran hängen möchte. Ich bin wirklich sehr gespannt, wie es Michael in ein paar Wochen geht. Als wir uns nach fünf Wochen von ihm verabschiedeten steckte er noch genauso in dem Auf und Ab wie wir alle.

Während unserer Spaziergänge entdecken wir außerdem eine bunte Vogelwelt. Kleine Kolibris, Scharen von Sittichen, bunte Vögel, deren Namen wir nicht kennen. Aber auch staatliche Greifvögel sind hier zu Hause. In den letzten zwei Tagen meines Aufenthaltes werde ich keine Abendeinläufe mehr bekommen und so kleine Fledermäuse herumflitzen und große Flughunde über das Gelände segeln sehen.

Für Doktor Gupta gibt es übrigens keine Glutenunverträglichkeit. Zumindest verstehen wir ihn so. Wir sollen nun endlich anfangen die Chapatis zu essen, was wir mit einiger Überwindung dann auch tun. Schließlich wollen wir ja testen, ob uns nach der Reinigungsprozedur ein bisschen Weizen, nicht wie bisher gleich vom Hocker haut.

Die Weizenchapatis schmecken eigentlich nach gar nichts. Ganz anders als die schmackhaften Reischapatis, die es jedoch nur einmal in der Woche am Freitag Abend gibt. Wie wir nun feststellen, schmecken auch die Marsalachapatis sehr gut, die es aber auch nur einmal wöchentlich gibt. Weizenchapatis gibt es zu jeder Mahlzeit und dienen wohl als Sättigungsbeilage beziehungsweise zur Neutralisierung des scharfen Nahrungsangebotes. Leider bekommen wir zwei Stunden später wieder Bauchschmerzen. Na gut, meint der Doktor, dann nicht drei sondern nur zwei. Ok, wir bleiben dabei.

Reischapatis

3 Tassen Reismehl

1 Tasse Mungdhal

Salz, Kukumapulver, Kreuzkümmelsamen, Coriander, Ingwer, Knoblauch

Wasser, Öl

Alle Zutaten gut vermischen und für 4 bis 5 Stunden ziehen lassen. Dann die Chapatis in einer Pfanne mit ein wenig Öl auf beiden Seiten braten.

Der Doktor hält jedoch immer wieder eine neue Medizin für mich bereit. Nach den Bauchkrämpfen erhalte ich ein Pulver, dass ich vormittags und abends in Wasser aufgelöst trinken soll und nach dem anschließenden Durchfall erhalte ich das nächste Pülverchen. Obwohl ich mein Glutenprojekt mehrfach abbrechen will, lasse ich mich immer wieder überreden, weiter die Weizenchapatis zu essen. Die Beschwerden kommen und gehen. Letztendlich können wir nicht eindeutig sagen, ob die ständig wiederkehrenden Bauchschmerzen vom Gluten oder vom ständigen Auf und Ab wiederkehren. Das werden wir wohl erst in den nächsten Wochen und Monaten zu Hause herausfinden.

Inzwischen bekomme ich soviel Medizin, dass ich den Überblick verliere. Immer wenn die Schmerzen zurück kehren, gibt es neue dazu. Meine Frage, ob man dann auf die alten verzichten kann, wurde mir klar und eindeutig mit „Nein" beantwortet. Ich zähle zum Schluss 30 Tabletten und sechs Pulver am Tag. Wofür waren die eigentlich noch alle? In meinem Tagebuch stelle ich mir eine Liste zusammen und frage erst die Schwestern aus der Apotheke und später den Doktor Parveen. Alle sind sehr freundlich und helfen soweit sie können. Obwohl wir in Indien sind. Nun sehe ich etwas besser durch, aber natürlich nicht vollständig. Egal, ich bin hier und schlucke was man mir vorsetzt.

Vierte Woche

Nach dem ich Stefan den Kopf geschoren hatte, kommt auch Walter auf den Geschmack. Natürlich frage ich mehrmals, ob er wirklich sicher ist. Dann erfülle ich ihm jedoch seinen Wunsch und er genießt den pflegeleichten luftigen Kopf so sehr, dass ich ihn zum Ende unseres Aufenthaltes gleich noch einmal nachscheren darf.

Als jedoch Doktor Namrata ins Zimmer kommt und mich fragt, ob ich Luigia den Kopf schere, gucke ich dann doch ganz schön irritiert aus der Wäsche und glaube, nicht richtig verstanden zu haben. Luigia bestätigt mir dann aber, dass sie für die Kopfölbehandlung keine Haare auf dem Kopf haben darf. Ich traute meinen Ohren nicht. Als sie mir versicherte, dass sie von ihrer Ärztin zu Hause bereits darauf

vorbereitet wurde und meint, es sei schon in Ordnung, stimme ich natürlich zu. Wir haben das Gefühl, in diesem Falle ist es besser, von einem bekannten Menschen den Kopf rasiert zu bekommen, als von einem unbekannten indischen Barbier. Dabei bin ich nun wirklich kein Profi. Kurz vor der Behandlung kamen mir dann noch die Tränen. Einer Frau den Kopf zu rasieren, ist definitiv etwas anderes, als es bei einem Mann zu tun. So rasiere ich vorerst mit Aufsatz und lasse ein oder zwei Millimeter stehen. Am Ende finden wir, dass es Stil hat und gar nicht so schlecht aussieht. Keine Ahnung wie viel Galgenhumor da mitschwingt. Luigia, schminkt sich und zeigt selbstbewusst ihren modernen Kurzhaarschnitt. Zur Nachmittagsvisite holt uns die Ärztin jedoch von unserem Ross und ich muss nochmals ohne Aufsatz ran. Keine Haare bedeutet keine Haare und das ohne Kompromisse. Auch wenn es nochmals schwer fällt Luigia dermaßen zu verunstalten, ist dieser Zwischenschritt im Nachhinein betrachtet eine gute Idee gewesen. So hatten wir erst einmal eine Lightvariante und wissen nun schon, wie es in vielleicht zwei Wochen wieder aussehen wird. Das hilft. Zwei Wochen sind ja nicht so viel. Wir ahnen aber noch nicht, dass ich Luigia noch zwei weitere Male an die Haare muss.

SHIRO-VASTI wendet der Ayurvedaarzt bei vatabedingten Kopferkrankungen an. Das können chronische Kopfschmerzen, Tinnitus, Schlaflosigkeit, Ohrenschmerzen, Gesichtslähmungen oder Haarausfall sein. Der auf einem Hocker sitzende Patient bekommt eine

Lederhaube auf den geschorenen Kopf, die mit einer Kichererbsenmehlpaste von innen abgedichtet wird. Dann füllt man die Haube mit etwa 40 °C warmen Öl bis der Kopf vollständig bedeckt ist. Dieses Öl wird dann mehrfach ausgetauscht, damit es nicht zu kalt wird. Je nach Konstitution und Kondition dauert die Prozedur circa 40 Minuten.

Stefan schläft wieder zu wenig und wir verabreden, dass er es zur Visite anspricht. Man weiß ja immer nicht so genau, was der Doktor hört oder hören will. Oft geht er auf das Gesagte gar nicht ein oder er unterbricht und signalisiert uns damit, dass er es gar nicht hören will. In diesem Falle hört er zu und verordnet einen Ruhetag. Alle Behandlungen werden gestrichen, einzig die Medizin soll weiter genommen werden. In der folgenden Nacht schläft Stefan wieder besser, obwohl es weiterhin sehr laut ist. Ich werde trotz Ohropax wieder von den Böllern wach. Ob es spezielle Ohrstöpsel für Indien gibt?

Die alltäglichen Morgengeräusche, die durch das Ausspucken von Schleim hervorgerufen werden, dringen auch in die tiefsten Morgenträume und holen dich in die Wirklichkeit zurück. Die sehr frühe Tageszeit spielt dabei keine Rolle. Letztendlich bin ich froh, dass ich mich nicht mehr so quälen muss und möchte am liebsten Atemmasken verteilen. Einer Masseuse, die bereits seit zwei Wochen hustet, spendiere ich eine Maske, die sie sogar trägt. Am nächsten Tag ist der Husten vorbei. Schön wäre doch, wenn das Hospital an alle Hustenkandidaten Atemmasken ausgibt. Wahrscheinlich muss es gar nicht die Hightechvariante sein, die ich trage und es würde für mehr Wohlbefinden und Ruhe auf dem Campus sorgen.

Meine Schleimhäute habe ich nun wieder im Griff und auch die anderen Beschwerden verabschieden sich mal wieder. Nun fangen meine Augen an zu rebellieren. Das darf doch wohl nicht wahr sein. Erst geplatzte Adern, nun ein dicker roter Fleck, der sich auf die Iris zubewegt. Wieder einmal kann ich es kaum verkraften, dass ich hier nun mit dem nächsten Problem zu kämpfen habe und schiebe es natürlich auf die Luftverschmutzung. Das macht mich ganz verrückt und ich würde am liebsten abreisen. Also konditioniere ich mich mit Luigias Hilfe. Ein erneuter Perspektivwechsel wird notwendig. Wahrscheinlich kommen durch den Reinigungsprozess Altlasten zu Tage, um mir dann Lebewohl zu sagen. Na gut, mir bleibt ja auch gar nichts anderes übrig als daran zu glauben. Es gelingt auch, wenn ich sehe, dass alle anderen auf unserem Flur noch ungehindert aus ihren Augen gucken können. Alles eine Frage der Betrachtungsweise. Und es hilft. So nehme ich nicht den nächsten Flieger und halte durch.

Doktor Gupta schaut mir zur Abwechslung tatsächlich einmal in die Augen. Das ist eigentlich nicht so des Inders Stärke. Meist schaut er selbst im Gespräch woanders hin. Er verschreibt mir eine Behandlung speziell für die Augen. Gut, das ist ein Plan und ich bin gespannt. Eine Hoffnung keimt sofort in mir auf. Vielleicht benötige ich ja danach auch meine Lesebrille nicht mehr, die ich mir wohl oder übel im letzten Jahr anschaffen musste. Hier passiert doch das ein oder andere Wunder, warum nicht auch mal bei mir?

AKSHI-TARPANA wird das Augenbad genannt und bei Entzündungen oder Verletzungen im Bereich der Augen, müden und trockenen Augen sowie bei Pittastörungen angewandt. Der Patient legt sich auf den Rücken. Aus Kichererbsenmehl und Wasser fertigt man einen Teig, der als Rand um beide Augen gebaut wird. Die so entstandene Brille wird mit warmen Ghee gefüllt, wobei der Patient die Augen geschlossen hält. Nun öffnet er langsam die Augen und schaut durch die gelbe oder leicht grünliche Flüssigkeit. Nach drei bis sieben Minuten wird das Ghee bei geschlossenen Augen vorsichtig entfernt und abgetupft. Dieser Vorgang wird dann je nach Konstitution des Patienten mehrere Male wiederholt.

Diese Behandlung führt Frau Doktor Vhidi Parmar persönlich durch. Da sie zwei Patienten zu versorgen hat, huscht sie nach dem Aufbau der Brille und Einfüllen des Ghee sofort weiter. Ich bin nun der Meinung, dass ich meine Augen einfach nur öffnen muss. Aber das funktioniert so leider nicht. Ich kann nur kurz blinzeln. Es fühlt sich an, als wären meine Augen voller Sand und sobald ich sie öffne, reibt dieser sehr unangenehm. So versuche ich all meine Willensstärke aufzubringen und meine Augen mit Gewalt offen zu halten, aber offensichtlich ist da ein Schutzreflex eingebaut. Erinnerungen an einen meiner immer wiederkehrenden Träume kommen auf und sind eher kontraproduktiv: ‚Es ist gleißend hell. Ich öffne meine Augen und kann nichts sehen, außer dieses grelle Licht. So irre ich hilflos herum bis ich irgendwann aufwache.‘

Mit jedem Versuch meine Augen zu öffnen und damit den Anforderungen dieser Behandlung zu entsprechen, wird es schlimmer. Statt mich einfach zu entspannen und abzuwarten, kommen mir die Tränen. Diese wiederum führen dazu, dass es nun auch noch fürchterlich in den Augen brennt. Und alles nur, weil sie hier die Luft so verpesten! So ein Mist! Ich bin verzweifelt, fühlte mich hilflos ausgeliefert und beginne zu schluchzen. Aufgeschreckt kümmert sich Doktor Vhidi nun wieder rührend um mich. Sie baut alles ab, versichert mir, es sei nicht so schlimm und vertröstet mich auf die nächste Behandlung, die sicher besser laufen wird. Dankbar aber auch völlig fertig gehe ich mit fast geschlossenen Augen in mein Zimmer und heule mich, aufgrund dieser Erfahrung, diesem Misserfolg und dieser ganzen misslichen Lage in die ich mich hier gebracht habe so richtig aus. Der arme Stefan, der ganz verzweifelt versucht mich zu trösten und erst gar nicht weiß was los ist. Was soll ich auch sagen? Zwischen all dem Geschluchze fehlt mir sowieso die Luft zum Reden. Später erzähle ich dann einfach was da abgelaufen ist und finde im Nachhinein eigentlich keinen Grund für diese Heulerei. Ich hätte doch einfach nur Bescheid sagen müssen, dass ich die Augen nicht offen halten kann. Auch wenn ich mit dem Ghee blind auf der Pritsche lag, mein Mund war ja frei und ich hätte ungehindert sprechen können. Verrückt!

Nach ein paar Tagen darf ich die Behandlung wieder versuchen. Es bleibt eine Tortour, aber die nun erfolgende Anleitung beim Öffnen der Augen und die Tatsache, das jemand bei mir bleibt, helfen beträchtlich. Wenn ich ganz langsam die Augen öffne und mich Stück für Stück heran taste, kann ich an manchen Tagen die Augen auch längere Zeit offen halten. Das Brennen wird an guten Tagen erst später heftiger und nicht vor dem Gheeaustausch unerträglich. Dieser hilft dann wieder sehr und man kann von Neuem starten. Wie diese Behandlung verläuft, ist also tagesformabhängig und damit sehr unterschiedlich. Deshalb muss man, so denke ich, gerade hier besonders entspannt bleiben und sich auf die Situation einstellen. Auf keinen Fall etwas erzwingen und die Augen eben nur so weit und lange öffnen, wie es geht. Ich frage mich jedoch schon, wo nur all dieser Dreck her kommt, der hier in meinen Augen reibt? Ich weiß es nicht. Nach der Behandlung sehe ich etwas verschwommen, meine Augen fühlen sich jedoch frisch und neu an. Sie sind aber auch sehr lichtempfindlich. Ester, die mit mir die tägliche Augenbehandlung tapfer durchsteht, läuft danach auch mit Sonnenbrille herum. Die Lesebrille brauche ich beim Schreiben und Lesen weiterhin. Also kein medizinisches Wunder. Zumindest geht es meinen Augen mit dieser Behandlung wieder besser.

Ester, selbständige Künstlerin, ist ungefähr in meinem Alter und wird von ihrem zukünftigen Ehemann Jan, einem Klavierbauer begleitet. Sie war bereits

im letzten Jahr zur Kur hier und wollte
diesen Reinigungsprozess gern wiederholen. Grund sind laut ihren Aussagen
so einige Abnutzungserscheinungen
und offensichtlich ist sie mit dem
Behandlungsergebnis sehr zufrieden.
Ester findet Indien auch sehr speziell,
kann sich jedoch mit jedem Besuch
mehr auf dieses Chaos hier einstellen.
Obwohl sie eine sehr kreative Frau mit
einem ausgeprägten Sinn für Ästhetik ist,
sieht sie die ganzen Müllecken hier nicht
mehr so vordergründig oder kann sie
zumindest so ausblenden, dass diese sie
nicht mehr stören.

Obwohl man hier auf dem Gelände offensichtlich sehr um Ordnung und Sauberkeit bemüht ist,
erinnert mich die Art und Weise des Aufräumens
sehr an das frühere Tischabräumen zu Hause.
Dafür waren meist unsere Kinder zuständig, da
sie in der Regel während der Frühstücksvorberei-
tungen noch im Bett lagen. Egal wann sie diesen
Job übernahmen, immer blieben ein oder zwei
Teile stehen. Das war nie böser Wille und nach einem kurzen Hinweis wurde das Vergessene dann
auch ohne Grollen weggeräumt.

Hier wird zum Beispiel Müll aufgesammelt und
danach sieht es deutlich ordentlicher aus, aber

überall liegt noch etwas. Hier ein Tütchen, dort ein Päckchen. Alle Wege werden gefegt, der Sandhaufen bleibt jedoch liegen und wird mit der Zeit wieder verteilt. Nach dem Laubharken, liegt trotz dessen noch hier und da Laub herum und der zusammengeharkte Haufen wird natürlich auch nicht weggeräumt.

Ein Gulli im gepflasterten Fußweg, den auch all die LKW nutzen, wird repariert. Für das Wegfegen der Stein- und Mörtelrest sind offensichtlich andere verantwortlich, die dann erst zwei Wochen später ihren Job erledigen. Auf dem Dach stehen die aussortierten und inzwischen verrosteten Bettgestelle, liegen vergessene Ziegelsteine und Mörtel, wohl noch vom Bau des Hauses, herum. Im Treppenhaus findet man irgendwelche alten Platten, die bereits so verstaubt sind, dass man ihren eigentlichen Bestimmungszweck nicht mehr erkennt. Don´t worry, wir sind in Indien!

Übrigens träumen wir hier auch sehr intensiv. Das geht nicht nur mir so. Auch andere Kurteilnehmer erzählen davon. Ich kenne meine Träume von zu Hause. Nur kann ich hier während des Tages über diese Träume nachdenken, da mich mein Berufsalltag nicht vollständig vereinnahmt. Mit Luigia nehme ich einen dieser Träume auseinander, was sehr interessant und aufschlussreich ist. Da ich bereits als Kind gelernt habe, mein Handeln nicht von meinen Ängsten bestimmen zu lassen, diese beiseite zu schieben, haben diese sich in meine Träume verkrochen. Gut und wichtig also, sich das mal genauer anzuschauen. Ob nun die Reinigungskur dazu beiträgt, intensiver zu träumen, kann ich nicht sagen. Zumindest habe ich hier gelernt, meine Träume ernster zu nehmen und sie für Entscheidungen im realen Leben zu nutzen.

Stefan erhält nun eine Ölanwendung gegen seine, in den letzten Tagen entstandenen Rückenschmerzen, die wie alle Behandlungen in der Regel täglich wiederholt werden. Nach der Mittagspause begibt er sich dazu wieder in den Massageraum. Viele unserer Mitstreiter erhalten diese Anwendung in ähnlicher Form. Dabei ist es unwesentlich, wo es am Rücken schmerzt. Einige haben es mehr im oberen Rücken, andere eher im unteren. Die Ölpackung wird individuell angepasst und einfach auf die schmerzende Stelle gesetzt.

KADI-VASTI, eine Wärmebehandlung, die an fast jeder Stelle des Körpers möglich ist. Rücken- und Nervenschmerzen kann man so begegnen. Diese Anwendung soll bei Ischiasbeschwerden, abgenutzten Bandscheiben und sogar bei degenerierten Wirbeln oder Lähmungserscheinungen in den Beinen helfen. Auf ie betreffende Körperregion wird ein Kunststoffrahmen gesetzt, den man mit Kichererbsenmehl abdichtet und dann mit einem sehr warmen Sesamöl füllt. Auch hier wird das Öl mehrfach gewechselt, um zu gewährleisten, dass das Öl immer warm genug ist.

Aufgrund unserer Lektüre und der damit verbundenen Information über die Benhandlungen in Ayurvedakuren wünscht sich Stefan bereits seit einigen Tagen die Stirnguss Behandlung. Er ist sehr davon überzeugt, das diese genau die richtige für ihn ist. Da er ja aber nun mal nicht der Arzt und schon gar kein großer Doktor ist, kann er sich diese Behandlung nur vorsichtig wünschen. Natürlich wird sie abgelehnt. Gründe werden wie immer nicht genannt. Daran haben wir uns ja bereits gewöhnt und deshalb stört es uns auch gar nicht mehr. Stefan gibt jedoch nicht auf. Steter Tropfen höhlt den Stein, so sagt man und irgendwann klappt es dann doch mit dem Stirnguss. Auch diese Behandlung wird am Nachmittag durchgeführt. Stefan kann gleich nach seiner Rückenbehandlung im Massageraum bleiben und sich den Kopf behandeln lassen. Sichtlich entspannt kommt er wieder und erzählt, was sich zugetragen hat.

SHIRO-DARA, der Stirnguss wird gegen Depressionen, Schlaflosigkeit, Kopfschmerzen oder Migräne angewandt. In der Regel sind dies Vatastörungen. Der Patient liegt auf dem Rücken und über seiner Stirn wird ein Gefäß mit warmen Öl aufgehängt. Der Therapeut lässt nun das Öl langsam über die Stirn laufen und bewegt dabei das Gefäß immer wieder von einer zur anderen Seite. Das Öl läuft über den Kopf ab und wird unten wieder aufgefangen. Ein Helfer wärmt dieses erneut auf und füllt das Ölgefäß immer wieder mit warmen Öl nach.

Was für ein Aufwand. Zwei Therapeuten sind ca. 30 Minuten non stop mit einem Patienten beschäftigt. Aber es lohnt sich, offensichtlich befreit das den Kopf, wie auch immer das funktioniert. Ich habe mir die Behandlung auch gewünscht, schließlich hoffte ich mit dieser Kur mich von meinen täglichen Kopfschmerzen verabschieden zu können. Diese wurden jedoch ausschließlich mit Medikamenten therapiert. Sie gingen und kamen wieder. Letztendlich konnte ich sie leider nicht in Indien lassen. Wirklich schade. Stefan hilft die Stirngussbehandlung hingegen sehr, trotz dessen es im Massageraum sehr laut ist. Das

Mantra mit der jammernden Frauenstimme im Hintergrund ist nicht so sein Ding und nervt ihn eher, als dass es hilft. Viel mehr stört jedoch das Konzert von Mixgerät, klingelndem Telefon, Blechgeklapper von Kellen und Deckeln, indischen Gesprächen, Geschniefe und Rülpsen, das Kauen und Körnerknacken der Masseure sowie knisternde und kochende Ghee oder Öl. Diese Geräuschsinfonie läuft natürlich jeden Tag anders ab und so stört sie mal mehr und mal weniger. Schade, dass man hier nicht darauf achtet, wie es dem Patienten bei all dem Krach ergeht. An dieser Stelle kann man sicher die Behandlungen und deren Erfolg noch deutlich verbessern. Wahrscheinlich wird das beim Bau der neuen Gebäude bereits berücksichtigt und zukünftige Patienten werden die Behandlungen sicher mehr genießen können.

Die Routine wird von einem Gewürzehändler unterbrochen. Wir tauschen Erfahrungen aus, lernen voneinander, welche Gewürze wie zu verwenden sind. Ich entscheide mich für Kreuzkümmel, frische Nelken, schwarze Pfefferkörner und Hing, einem Zwiebel- und Knoblauchersatz. Außerdem nehme ich einen Beutel Asjowan mit, den Königskümmel mit dem ich täglich inhalierte.

ASJOWAN oder Königskümmel kann man als Tee trinken oder zum Inhalieren benutzen und hilft sehr gut bei Erkältungen. Auch zum Kochen lässt sich das Gewürz mit einem intensiven Thymiangeschmack einsetzen, um zum Beispiel Kartoffeln oder Hülsenfrüchte würzen.

Zu Hause werde ich neue Rezepte und damit auch diese Gewürze auszuprobieren. Mit ein bisschen Erfahrung werden die Mungbohnen- oder Linsensuppen schmackhafter. Auch die Chapatis gelingen immer besser und sind eine gute Ergänzung für unseren Speiseplan. So werden wir Fleisch noch weiter reduzieren, ohne dass es uns wirklich fehlt. Einzig mit dem Hinggewürz, das man mir so wärmstens empfiehlt, kann ich wenig anfangen. Es ist so hart, dass das Raspeln unmöglich ist. Auch löst es sich kaum auf. Hier habe ich offensichtlich etwas Pech gehabt und kein wirklich frisches Gewürz erhalten.

HING oder ASANT, auch Teufelsdreck genannt, ist ein Gewürz, das von Afghanistan bis Indien gern genutzt wird. Man spricht ihm viele heilsame Wirkungen zu. Hing ist aber zum Beispiel auch ein Bestandteil der uns bekannten Worcestershiresauce. Gern wird es als Zwiebel- oder Knoblauchersatz verwendet.

Nach meiner missglückten Augenbehandlung werden mir zwei Tage Pause verordnet. Zeit für mich, zum Nachdenken. Auf der einen Seite möchte man die Gelegenheit hier für Behandlungen nutzen, auf der anderen Seite sind diese Tage ohne Behandlungen ebenso eine Wohltat für den Körper. Man glaubt gar nicht, dass diese täglichen wohltuenden Massagen auch anstrengend für den Körper sind. Obwohl man doch ansonsten nicht viel zu tun hat, kommt der Körper und der Geist durch das Aussetzen von Anwendungen mehr zur Ruhe.

Nun bin ich für fünf Wochen in einem indischen Krankenhaus eingesperrt, habe selbst meinen Computer zu Hause gelassen, um mal nicht zu arbeiten und erlebe, wie viel Zuwendung mein Körper erhält. Von 0 auf 100 steht der eigene Körper im Mittelpunkt. Dabei fange ich an, meinen Körper bewusst wahrzunehmen. Ich achte immer mehr auf jede Kleinigkeit. Kein Wunder, dass mich das überfordert. Ist das überhaupt gut? Mir wird aber auch deutlich bewusst, dass es letztlich auf den Umgang mit all den Beschwerden und Warnsignalen des Körpers ankommt. Und genau dafür ist jeder selbst verantwortlich. Gerade diese Art des Umgangs ist vielleicht der entscheidende Anteil, wie gesund und unbeschwert ich alt werden kann. Dies ist der richtige Weg. Welches Glück haben wir beide, dass wir ihn einschlagen können, bevor uns eine schwere Krankheit niederstreckt. Wir leben hoffentlich noch einmal so lange. So lohnen sich diese Erkenntnisse und die fünfwöchige Kur für uns auf jeden Fall.

Fünfte Woche

Ich schlafe wieder schlechter. Wache von meinen schmerzenden Beinen auf, habe Kopf- und Bauchschmerzen. So nach und nach kehren all meine Beschwerden wieder einmal zurück. Schade! Dabei will ich doch nun bald nach Hause. Doktor Gupta verordnet mir einen zweiten Kräutervasti für den Vormittag. Das kommt überraschend, da ich doch nun über zwei Wochen immer den Ölvasti am Abend bekam, ist aber kein Problem. Den kenne ich ja schon, weiß jedoch in diesem Moment noch nicht, was mich dann wirklich erwartet. Mit Mühe und Not halte ich den Einlauf für neun Minuten, habe dabei aber bereits heftige Bauchkrämpfe. Dann kann ich kaum von der Toilette aufstehen, da die Krämpfe auf der rechten Seite die dafür notwendige Körperstreckung verhindern. Wie eine uralte Frau schleppe ich mich zu meiner Pritsche, kringel mich zusammen und konzentriere mich aufs Atmen. Nach mehreren Toilettengängen und ordentlichem Durchfall versuche ich es vorsichtig mit Bewegung und schleiche gekrümmt über den Flur. Natürlich wird es besser, wenn auch langsam. Irgendwann spüre ich auch die Nachwehen nicht mehr. Nachmittags reichte meine Kraft dann nicht einmal für einen Spaziergang. Ich fühle mich so schlapp, das mich Stefan unterhakt und ich diese Hilfe sogar dankbar annehme. Schweißgebadet kehre ich bereits nach einem kurzen Versuch mit mehreren Pausen um und lege mich hin.

An diesem Tag gehe ich ausnahmsweise vor dem Abendbrot zur Küche, um etwas eher essen zu können. Ich bin so hungrig. Obwohl andere Patienten das bereits mehrfach praktizierten, waren die Küchenfrauen sehr abweisend und ich musste um eine normale Portion hartnäckig kämpfen. Das ärgert mich sehr, was wohl aber hauptsächlich am Hunger liegt. Nach dem Essen, kann ich das ganze wieder mit ein bisschen mehr Humor betrachten und bemühe mich um Nachschlag. Leider verwehrt man mir weitere Reischapatis. Mein Angebot, diese zu bezahlen, lehnen unsere Küchendamen jedoch stolz ab und gönnen uns dann doch einen Nachschlag. wieder ein Beispiel dafür, dass man in Indien nicht den Humor verlieren darf. Wenn wir uns ärgern und deshalb schimpfen, würden wir gar nichts erreichen. Aber Freundlichkeit und gute Ideen, die die Situation überzeichnen ohne verletzend zu werden, helfen manchmal.

Viel mehr Mitleid habe ich da mit Talia. Sie be-

kommt all die Wochen hier täglich nur Mungbohnensuppe. Eberhardt dagegen, darf essen so viel
er möchte. Er braucht nicht um jeden Nachschlag kämpfen und das ist auch gut so.

Eberhardt kommt aus Österreich und ist
mit seiner Frau Ana hier. Beide arbeiten
seit einigen Jahren ehrenamtlich in
einem Meditationszentrum in Polen.
Eberhardt studierte Medizin und brach
ab, als das Thema Pharmazie dran war.
Spätestens an dieser Stelle konnte er
sich mit der Schulmedizin nicht mehr
identifizieren und sein Interesse galt nun
mehr dem Ayurveda. Dementsprechend viel wusste er auch. Selbst ein
Vatatyp, ging es bei ihm hauptsächlich
um eine bessere Nahrungsmittelverwer-
tung. Er braucht einfach ein paar Kilo
mehr auf den Rippen und möchte so
auch wieder leistungsfähiger werden,
mehr Kraft und Energie für seine Projekte haben.

Ana ist in Moldawien aufgewachsen,
seit ihrer frühesten Kindheit Balletttänze-

rin und bereits sehr erfolgreich bevor sie erwachsen wurde. Jeder kann sich vorstellen, wie stressig das sein kann. So kam sie bereits in sehr jungen Jahren nach Österreich und war aufgrund ihrer Arrangements viel unterwegs. Über das Meditieren, wird ihr bewusst, dass sie mit dem Tanzen aufhören möchte und beendet daraufhin konsequent ihre bisher sehr erfolgreiche Karriere. Sie begleitet ihren Mann hierher in diese Klinik und sucht einfach ein bisschen Ruhe und Besinnung. Falls sich ihre Glutenunverträglichkeit verliert, wäre das natürlich auch nicht schlecht.

Zur beliebten Abwechslung auf unserem Flur entwickelte sich das Schwelgen in Koch- und Schlemmerfantasien. Einer beginnt und es nimmt kein Ende. Luigia und Sabine sitzen zum Beispiel zusammen, erzählen und entspannen sich, dass man sich fragt, wo sie ihre Kaffeetassen und Sahnetörtchen gelassen haben, vor allem warum man nicht eingeladen wurde und sie offensichtlich alles ohne uns verputzt haben. Wir erinnern uns an das Kalbsfilet medium mit Sahnesoße und knackigem Gemüse, an pasta á la mama und all die anderen Köstlichkeiten, die wir selbst zu Hause zubereiten oder in unserem Lieblingsrestaurant genießen. Erst, wenn einer ruft: „Schluss jetzt, das hält doch keiner aus!" kehren wir gedanklich in unser Krankenhaus zurück und es ist fast so, als hätten wir wirklich kulinarische Genüsse erlebt.

Aufgrund meiner wiederkehrenden Schmerzen ändert der Doktor meine Behandlung. Statt, wie bereits zur Gewohnheit geworden, mich nach der morgendlichen Massage in die Dampfkiste zu legen, bleibe ich gleich auf der Massagebank liegen. Ich werde von zwei Frauen eine dreiviertel Stunde lang von den Zehen bis zum Hals mit heißem Reisschleim eingerieben. Dazu benutzen sie mit Reis gefüllte Leinenbeutel, die in heiße Milch getunkt werden. Das ist anfangs grenzwertig heiß, aber die glibschige Masse kühlt auch schnell auf der Haut ab. So bin ich froh, wenn die warmen Beutel wieder über die abgekühlten Körperstellen gleiten. Ich genieße diese Behandlung sehr. Wahrscheinlich, weil sie mit viel Wärme zu tun hat. Zum Abschluss streifen die Frauen den Schleim von der Haut und sammeln ihn wieder ein. Ich stelle mir vor, wie man damit jetzt noch einen leckeren Kuchen backen könnte.

SHASHTIKA-SHALI-PINDASVEDA, auch NAVARAKIZHI wird die ayurvedische Reisbeutelmassage genannt. Sie besänftigt Vata, gibt dem Körper neue

Kraft und Stabilität, fördert die Blutzirku-
lation, löst Steifheit in den Gelenken und
gibt der Haut einen strahlenden Glanz.
Der in einem Kräutersud gekochte Reis
wird in Leinenbeutel gefüllt, die zu
Massagesäckchen zusammengebun-
den werden. Während der Massage,
taucht man diese Reisbeutel immer
wieder in eine heiße Milch-Kräuter-
Mixtur und massiert dann den gesamten
Körper von den Füßen an in kreisenden
Bewegungen. Diese Anwendung soll
außerdem den Geist beruhigen, einen
harmonischen Schlaf fördern, das
Immunsystem stärken, die Sinnesorgane
schärfen und positiv auf das Nerven-
system wirken.

Nun soll ich mich auf das Dach in die Sonne stellen. Der kühlende, erfrischende Effekt auf der
Haut wird so mit Wärme kompensiert. Keiner will,
dass man hier friert. Also stelle ich mich im Bikini
zwischen Bauschutt und Sperrmüll auf das Dach.
Ganz schön mutig in Indien, da es keinen abge-
grenzten Bereich für Frauen gibt. Ich frage mich
kurz, wie die Frau einerseits ihre Haut von der
Sonne wärmen lassen, andererseits jedoch möglichst bedeckt bleiben soll.

Auf dem Weg nach oben, bedeckte ich mich

zwar noch mit einem Tuch, aber auf dem Dach kann jeder Mann, wenn er denn will und vorbei kommt, ganz viel von meiner Haut mit Reisschluppe sehen.

Die Männer sitzen übrigens auch vollgeschleimt auf dem Dach in der Sonne. Die dürfen aber Haut zeigen und unbedeckt im Schlapperschlüpper nach oben gehen. Wir Frauen werden natürlich nicht gefragt, ob wir diese nackten Männerkörper unbedingt sehen wollen.

Dabei wäre es so einfach. Das Dach ist groß. Die Männer sitzen sowieso mehr auf der hinteren Seite. Sie müssen ja nicht unbedingt überall umher laufen. So könnte man doch ganz einfach mit ein paar Pavarants, die nicht nur Sicht- sondern auch Windschutz bieten würden, einen Bereich abgrenzen und wir Frauen könnten ohne schlechtem Gewissen und anzügliche Blicke die Wärme der Sonne genießen. Na vielleicht kommt man ja noch drauf.

Auf dem Dach der Klinik spielt sich das Leben genauso ab, wie im Haus oder auf dem Boden des Campusgeländes. Hier wird nicht nur Wäsche getrocknet, die auf den vielen Leinen hängen und sogar auf den Mauerbrüstungen liegen. Das Dach ist ebenso ein beliebter Platz für Spaziergänge und Picknick. Ähnlich wie bei uns im Sommer der Park in der Stadt genutzt wird, trifft man sich hier, breitet eine Decke aus und packt die

Behälter mit dem vorgekochtem Mittag oder Abendessen aus. Andere laufen ihre Runden von einem Ende zum anderen, um die frisch angelegten Beete herum, die das triste Dach deutlich aufwerten. Mit viel Mühe versucht man hier einen Dachgarten anzulegen, was jedoch aufgrund der Hitze und tierischer Dachnutzer sehr schwierig ist. Neben den Menschen lebt nämlich eine große Affenfamilie auf dem Dach und in den Bäumen rings herum. Die großen heiligen Tiere hoffen immer wieder auf ein paar Chapatis und diese wird auch nie enttäuscht. Und dann fressen sie nicht nur die frischen Blätter der Bäume, sondern bedienen sich auch sehr gern an den Blumenbeeten. So haben es der Hibiskus und auch die anderen Planzen doch sehr schwer, in aller Pracht zu erblühen und sehen sehr mickrig aus.

Aber wie bereits beschrieben, wird das hier allgemein akzeptiert. Statt sich darüber zu ärgern, gehört das eben zum Leben dazu. Die Affen werden nicht ver- oder gejagt, die Pflanzen nicht mit großen Netzen geschützt. Die Inder gönnen den Tieren den Genuss der Blüten und zeigen uns Mitteleuropäern eindrucksvoll, wie man friedlich mit den freilebenden Tieren dieser Welt zusammenleben kann. In einer Zeit, in der wir den einzigen wilden Bär töten, der sich in die Nähe der Menschen wagt, Rehwild, Füchse, Wildschweine, Igel, Frösche und viele andere Tiere massenweise auf den Straßen überfahren, ja sogar unsere geliebten Katzen und Hunde dran glauben müssen. In einer Zeit in der wir die zurückkehrenden Wölfe und Luchse erschießen wollen, weil sie unsere Schafe reißen, lohnt es sich einen Blick nach Indien zu werfen. Hier ist es beispielsweise in Mumbay gelungen, sogar die Tiger am Leben zu lassen, indem man aufklärte, seine eigenen Gewohnheiten änderte und so nicht Gefahr läuft als Nachtmahl der schönen aber sehr gefährlichen Tiere zu enden.

Wir beobachten besonders gern die Affenmütter mit ihren Kleinen. Sie bewegen sich genauso geschickt und schnell wie die männlichen Vertreter ihrer Gattung. Der Nachwuchs klammert sich mit seinen spindeldürren Ärmchen und Beinchen an den Mutterbauch und muss von Anfang an erhebliche Kraft in den Fingern und Zehen haben, da er sich die gesamte Zeit am Fell der Mutter festhält.

Haben sie einen schönen Platz zum Sitzen und Fressen gefunden, lösen sich die Jungtiere von der Mutter und entfernen sich jeden Tag ein bisschen öfter und weiter. Hier kann ich sehr gut beobachten, wie viel Mut die kleinen Tierchen dafür aufbringen müssen und immer wieder sofort, ohne ersichtlichen Grund, in den sicheren Hafen zurückkehren, um sich im Fell der Mutter verstecken. Die große weite Welt ist ja so aufregend, so gefährlich.

Mit den Wochen wachsen die Jungtiere sichtlich heran und wir beobachten, wie sie sich an ihr Umfeld gewöhnen. Inzwischen entfernen sie sich mehrere Schritte von der Mutter und spielen ausgelassen mit ihren Altersgenossen. Diesem hüpfendem, ausgelassenem Spiel kann ich stundenlang zusehen. Ähnlich wie Menschenkinder haschen sie sich gegenseitig, bewegen sich wie Flummis von Mutter zu Mutter, von Bettgestell zu Bettgestell oder über die Mauerbrüstungen. Sie lauern sich auf, springen sich an und verschonen dabei auch die Mütter nicht. Diese wiederum können die Art ihrer Kinder viel besser aushalten, als die meisten Menschenmütter. Mit Gleichmut und Toleranz gestatten sie ihren Kindern dieses Spiel, ohne einzugreifen. Wenn sie gar zu wild auf ihren Körpern herumhüpfen, halten sie die Kleinen kurz fest. Dann ist aber auch wieder gut und das Spiel geht weiter. Kleine Pausen sind jedoch notwendig, obwohl ich über die Ausdauer dieser Affenkinder staune. In diesen verkriechen sie sich wieder ins Fell der Mutter. Meine! Sie lassen sich bekuscheln und trinken etwas Milch.

Gestärkt hopst einer wieder los, fordert den andern auf, der sich auch gleich dankbar darauf einlässt. Was der eine vor macht, probiert der andere aus. Hier einen Ast abreißen und daran herumkauen. Den Ast ins Maul stecken, damit verschwinden und so weiter. Das gesamte Spiel erinnert mich sehr an das unsere Menschenkinder.

Nur ist es viel leichter und beschwingter. Hier artet das Spiel auch nicht aus. Aus Spaß wird kein Ernst, wie wir es so oft im Kindergarten oder auf dem Schulhof beobachten. Dazu sind die beiden Äffchen wohl noch zu klein. Das ganze Geschrei der Menschenkinder fehlt hier komplett. Es ist ein lautloses, fröhliches Bewegungsspiel, dass am Ende immer im Schoß der Mama endet, die ihr Junges nie abweist. Hier ist es sicher, hier kann man sich so richtig entspannen.

In unserer letzten Woche stellen wir uns immer mehr auf Abschied ein und freuen uns auf zu Hause. Doktor Namrata Saleh kommt zu uns mit einer Liste von Medikamenten, um von uns zu erfahren, was wir in welchen Mengen mit nach Hause nehmen möchten. Natürlich wollen wir.

Stefan entscheidet sich für alle drei angebotenen für ein halbes Jahr. Bei mir gestaltete sich das nicht so einfach, denn die bereits erwähnten 30 Tabletten und sechs Pulvertütchen am Tag waren mir einfach zu viel. Ich könnte sie mitnehmen, müsste dafür aber Zusatzgepäck kaufen. Was jedoch viel wichtiger ist, niemals würde ich zu Hause täglich so viele Medikamente einnehmen. Es wäre schade um all die Mittel. Sicher wäre es etwas anderes, wenn ich an einer schweren Krankheit leiden würde, aber das ist ja glücklicher Weise nicht der Fall. Nahrungsergänzungsmittel, wie Triphala nahm ich bereits vor der

Kur täglich zu mir, aber das sind nur drei Tabletten.

Also frage ich Doktor Namrata, welche davon denn am wichtigsten wären. Leider traut sie sich offensichtlich nicht, mir ihre eigene Meinung mitzuteilen, auf die ich großen Wert gelegt hätte. Schließlich halte ich sie, von meiner bescheiden Patientensicht aus, für sehr kompetent. Außerdem kennt sie jeden von uns nach diesen fast fünf Wochen sehr viel besser, als jeder andere Arzt hier. Sie fragte ihren Chef, der natürlich kurz und schmerzlos antwortete, dass alle Medikamente wichtig seien. Das half mir wenig.

Nach einigem Nachdenken, komme ich auf die dumme Idee, meine Medikamente bereits vor der Abreise abzusetzen, um so vielleicht selbst zu merken, welche am Wichtigsten sind. Das schlage ich dem Doktor während der nächsten Visite vor, der darauf hin richtig böse wird, mich daran erinnert, wer hier der Doktor ist und das nur er entscheide, welche Medikament wir mitnehmen würden. Er ist so sauer, dass er nicht nur laut wird, meine Medikamente für die letzten zwei Tage komplett absetzt, sondern auch meine Anwendungen am Nachmittag. Das wiederum erfahre ich erst nachmittags, als ich zur Augenbehandlung ging und abgewiesen wurde. Nun bin ich doch etwas verwirrt. Ich habe meines Erachtens doch nur gefragt und eine Lösung für das Medikamentenproblem gesucht.

Natürlich erörtere ich nicht, dass der Arzt sicherlich die Medikament empfiehlt, aber letztendlich nur der Patient selbst entscheidet, was er sich in den Mund steckt. Offensichtlich darf man hier gar nicht mitdenken, schon gar nicht als Frau. Den Männern wird in dieser Hinsicht unserer Erfahrung nach mehr erlaubt oder verziehen. Vielleicht habe ich aber auch nur einen schlechten Tag erwischt.

Für mich ist die Kur damit zum großen Teil beendet. Ich bemühe mich wie so oft auch hier das Positive in den Vordergrund zu schieben. Interessanter Weise ändert sich nach dem Absetzen der Medikament an meinem Gesundheitszustand nichts. Dies liegt wohl daran, dass die ayurvedischen Medikamente sehr langfristig wirken. Das hätte er mir doch auch einfach sagen oder meinen Vorschlag ablehnen können. Aber wir sind hier nicht bei „Wünsch dir was!".

Insgesamt habe ich den Eindruck, dass sich alle 19 Patienten auf unserem Flur gut auf das hierarchische System hier in Indien einlassen, den Ärzten vertrauen und so wenig wie möglich nachfragen. Wenn man dann aber doch einmal in sein kulturelles Muster zurück fällt, mitdenkt und gar Wünsche äußert, verläuft das in der Regel nicht so gut. In einigen Fällen holt man sich dann eine Belehrung ab, Doktor Gupta soll aber auch schon Patienten kurzerhand auf die Straße gesetzt haben. Wenn man sich also für die Kur in diesem Hospital entscheidet, sollte man das berücksichtigen und sich möglichst anpassen können.

Aufgrund meiner wiederkehrenden Beschwerden und des Weglassens der Medizin verzichte ich vorerst wieder auf glutenhaltige Nahrung. Letztendlich habe ich auch kein Problem damit, mich glutenfrei zu ernähren. Im Gegenteil, Stefan und ich halten es für deutlich gesünder, auf all die Weizenprodukte zu verzichten. Andererseits wollten wir diese Gelegenheit hier nutzen, um zu prüfen, ob uns eine gründliche Darmreinigung von den Beschwerden befreit, die in der Regel einsetzen, wenn wir Gluten zu uns nehmen. Sind wir unterwegs und es gibt wie in Italien oder Frankreich nur Croissants oder werden zu einem Geburtstag mit dicken Torten eingeladen, wäre das doch ganz praktisch. Wieder zu Hause werden wir ab und zu kleine Mengen versuchen und erleben, dass uns die nun nicht mehr umhauen. Mal sehen ob das so bleibt.

In der letzten Woche gönnen wir uns manchmal am Nachmittag eine Kokosnuss. Das Thermometer klettert inzwischen auf 40 ° Celsius und obwohl ich die Sonnenanbeterin in Person bin, ist mir das zu heiß. Ich schwitze, fühle mich ausgelaugt und halte mich lieber im Schatten auf. So spazieren wir nach der Mittagspause, die wir bei diesen Temperaturen immer in unserer Zelle verbringen, nicht nur durch den Kräutergarten. Außerdem besuchen wir den jungen Obsthändler an der Straße direkt neben dem Eingang des Hospitals. Für 20 Rupien, umgerechnet 25 Eurocent, bekommen wir eine Kokosnuss mit Strohhalm, die wir dann im Kräutergarten genüsslich trinken. Viel ist ja nicht drin, aber es ist genau das richtige Getränk bei dieser Hitze. Anschließend lassen wir uns die Nuss dann öffnen und das weiße Mark aus dem Kern schälen. Ich esse es wirklich gern, da das Kokosnussfleisch schmeckt, erfrischt und sättigt. Außerdem soll die Kokusnuss ja sehr gesund sein und so haben wir aufgrund unseres eklatanten Regelverstoßes nicht einmal ein schlechtes Gewissen.

KOKOSNUSS ist insbesondere in warmen Ländern ein wichtiger Nährstofflieferant. Das Kokoswasser enthält viele wertvolle Mineralstoffe, die den Mineralstoffhaushalt auffüllen. Besonders wichtig ist dies nach sportlicher Betätigung oder an sehr heißen Tagen. Die Ballaststoffe der Kokosnuss wirken sich positiv auf den Magen-Darm-Trakt aus, stärken das Immunsystem und senken Blutzucker. Man sagt ihnen sogar nach, dass sie die

Gehirnfunktionen stärken und Erkrankungen wie Alzheimer lindern können.

Am letzten Tag vor der Abreise werden wir zu Doktor Gupta in Büro gerufen. Wir stellen uns bereits vorher seelisch und moralisch darauf ein. Kritik bringt nichts. Wir werden sein großartiges Team loben und möglichst keine verfänglichen Themen ansprechen. Obwohl wir beide direkt nebeneinander sitzen, spricht der Doktor eindeutig mit Stefan. Ich bin für ihn scheinbar unsichtbar. Mehrmals kommt eine Mitarbeiterin ins Büro, zeigt dem Chef einen handgeschriebenen Zettel, den er immer wieder prüft und berichtigt. Offensichtlich ist unsere Abrechnung noch nicht richtig. Da wir nicht schweigsam gegenübersitzen wollen beginnt der Smalltalk. Stefan wird nach Rostock befragt. Nun kann Herr Professor Doktor Gupta natürlich nicht wissen, dass Stefan kein Mann für Smalltalk ist. Deshalb springe ich nun ein. Diese Situation mit jemandem zu sprechen, der nicht zeigt, dass man wahrgenommen wird, das Gesagte aber hört und deinem Nachbarn entsprechend antwortet, ist schon neu, etwas verwirrend und so von außen betrachtet irgendwie witzig. Erst als Stefan dann berichtet, dass ich der CEO unserer Schule bin, schaute mich der Doktor kurz an und fragte mich, tatsächlich mich, wie viel Personal wir den eingestellt haben.

Endlich ist die Rechnung richtig und wir erfahren, dass wir zwar etwas zurückerhalten würden, aber das wäre nicht der Rede wert, also stimme es wohl so.

Wenn wir Deutschen bezahlen, sehen wir ja gern Rechnungen mit aufgeschlüsselten Positionen, um die Endsumme einigermaßen nachvollziehen zu können. Dann haben wir einfach ein besseres Gefühl, wenn wir zahlen. Gern legen wir dann auch noch ein kleines Trinkgeld drauf und freuen uns, wenn alle zufrieden sind. Diskussionen über Rechnungen sind uns unangenehm oder ärgern uns und viele mögen auch nicht gern verhandeln, wie es in anderen Ländern selbstverständlich dazu gehört. Der indische Ansatz ist offensichtlich ein anderer. Du bezahlst was gesagt wird und vertraust darauf, dass alles stimmt. Eine schriftliche Endabrechnung gibt es nicht. Wir beschließen uns darauf einzulassen und sind stolz auf uns.

Stefan will dann für seine Krankenkasse doch noch eine Rechnung erhalten und fordert sie per Mail von zu Hause aus an. Diese erhält er auch, sie ist aber deutlich unter dem bezahlten Betrag. Auf Nachfragen erfährt er, dass die Medizin nicht enthalten ist und es dafür auch keine Rechnung geben kann. Na gut, dann ist das eben so. Wir sind eben in Indien.

Die angekündigte Ernährungsberatung beschränkt sich leider auf eine uniforme Kopie, die, vermutlich vom Doktor, per Hand angekreuzt wurde. Ich kenne diesen Zettel bereits von Ulli und erinnere mich sehr gut an die für ihn erlaubten bzw. verbotenen Nahrungsmittel. Er deckt sich mit meinem mit einer Ausnahme. Er darf Hühnchen essen, ich gar kein Fleisch. So gelingt es mir nicht ansatzweise diesen Zettel erst zu nehmen. Zum einen weil ich ihn zu rigoros halte und zum anderen weil mir die Individualität fehlt. Kapha und Vata sollten sich nach meinem Verständnis doch etwas mehr voneinander unterscheiden. Die gesunde Kokosnuss steht gar nicht auf dem Zettel, was ich sehr schade finde. In den ersten Tagen zu Hause werde ich mich immer rechtfertigen müssen, wenn ich das gute Kokosöl oder die Kokosmilch zum Kochen verwende. Stefan nimmt seinen Zettel nämlich sehr ernst, der dem meinen ebenso ähnlich ist, wie Ullis. Aber wir sind ja erwachsen, können lesen und haben Internet. So informieren wir uns selbständig und finden hoffentlich auch einen guten Weg zu einer gesünderen Ernährung.

Wenn man fünf Wochen irgendwo lebt, bekommt man natürlich einige Einblicke, die jedoch sehr lückenhaft sind, gerade wenn man wenig nachfragen kann.

Hier im Hospital arbeiten viele Angestellte von

der Reinigungskraft über die Masseure bis hin zu den Ärzten. Wir können nur vermuten, dass einige sicher sehr wenig Geld für ihre Arbeit erhalten. Zumindest kennen wir diese gravierenden Unterschiede aus Deutschland und warum sollte es hier anders sein. Ob der freundliche junge Mann, der täglich unsere Toiletten schrubbt, ein Unberührbarer ist?

Ich habe das besondere Bedürfnis den Reinigungskräften, ein kleines Trinkgeld zukommen zu lassen.

Man munkelt, dass die Angestellten kein Trinkgeld annehmen dürfen, was ja auch aus einem Blickwinkel sehr verständlich ist. Eine offene und klare Information für alle Patienten wäre jedoch hilfreich, würde einheitliches Handeln ermöglichen und Unsicherheiten vermeiden. So muss ich mich auf mein Gespür verlassen.

Einen Abend vor unserer Abreise feiern die Inder das Holifest.

HOLI kommt aus dem Hindi und ist das Fest der Farben. Das Frühlingsfest, ursprünglich ein Fruchtbarkeitsfest und eines der ältesten Indiens, wird je nach Region 2 bis 10 Tage gefeiert. Die Inder feiern dieses Fest oft sehr ausgelassen und besprengen sich mit farbigem

Wasser oder bestreuen sich mit buntem Puder. So scheinen die hierarchischen Grenzen durch Kasten, Geschlecht und Alter während dessen aufgehoben. Am ersten Tag entzündet man abends ein Feuer und die Dämonin Holika wird symbolisch mit etwas Stroh oder einer Strohpuppe verbrannt. So feiert man den Sieg des Guten über das Böse. Die Menschen umarmen sich gegenseitig und wünschen sich Happy Holi. Es gibt Geschenke, opulentes Essen und viele Süßigkeiten.

Auch auf unserem Campus wird ein Feuer vorbereitet und nach Sonnenuntergang angezündet. Überall in der Nachbarschaft brennen weitere Feuer, die wir teilweise sehr gut vom Dach aus sehen können. Bei dieser Hitze und Trockenheit wundere ich mich sehr, dass diese Feuer, die teilweise sehr hoch und direkt vor dem Haus aufgeschichtet wurden, nicht zum Stadtbrand ausarten. Ich sehe auch keine Wassereimer neben dem Feuer stehen, wie wir es zu Hause vorsorglich tun. Dabei ist das Feuer auf dem Nachbargrundstück so groß, dass wir die Hitzewellen auf dem Dach im Gesicht spüren.

Wir beobachten, wie die Inder Opfergaben wie Reis und Kokosnüsse ins Feuer werfen, Hand in

Hand um das Feuer gehen und dabei aus einem kleinen Kännchen, à la Aladins Wunderlampe, Wasser auf den Boden tropfen lassen. So entsteht ein feuchter Kreis um das Feuer herum, was schon einen sehr spirituellen Eindruck macht. Nach einer Runde wendet man sich dem Feuer zu, betet und verneigt sich. Ein sehr schöner Brauch, der dem Fest tieferen Sinn zu geben scheint.

Insgesamt erinnert mich die Tradition an unser Osterfeuer. Auch unser alter germanischer Brauch vertreibt die dunklen Geister des Winters, feiert den Frühling und damit die Fruchtbarkeit. Auch hier in Indien hat der Frühling gerade begonnen. Auch wenn sich für uns das Wetter hochsommerlich anfühlt, so ist der indische Sommer noch viel heißer und die aktuellen Temperaturen sind vergleichsweise mild.

Indien ist ein Land der Gegensätze. auf der einen Seite sind sie so spirituell und verfügen über ein umfassendes medizinisches Wissen, auf der anderen Seite stecken sie in ihren Hierarchien von Kasten, Geschlecht und Alter fest. Der einzelne Inder strahlt in der Regel Ruhe und friedliche Gelassenheit aus, zusammen sind sie jedoch so unverhältnismäßig laut und stören damit die Ruhe und den Frieden des Nachbarn. Einerseits achten und vergöttern die Inder die wilden Tiere in ihrem Umfeld, andererseits verschmutzen sie dieses mit ihrem Müll und verpesten die Luft so sehr, dass man sie kaum noch, ohne Schaden zu nehmen, atmen kann. Die Inder essen so gesund und meist auch sehr schmackhaft, verzichten auf Fleisch und Alkohol, halten jedoch in ihrem Süßigkeitenkonsum gar kein Maß. So widersprüchlich dies auch alles scheint, kann man das indische Volk auch bewundern. Ihre selbstbewusste Gelassenheit, die harmonische Vermeidung von übermäßigem Stress durch Zeitdruck und ihre freundliche, offene Art beeindrucken mich sehr.

Dann ist es so weit. Wir packen und ich wasche mal wieder meine Haare. Die Ölbehandlungen haben sie teilweise orange gefärbt und meine Hoffnungen die Farbe beim Waschen herauszubekommen, wurden selbst nach fünf Waschgängen nicht erfüllt. Dann geht's eben im Holi-Outfit nach Hause.

Aufgrund der Feiern klappt die Abfahrt mit unserem Taxi nicht pünktlich. Auf dem Klinikgelände scheint es keine Angestellten zu geben, alles feiert. Nach einigem Suchen finde ich glücklicherweise eine Schwester, die Bereitschaft hat und damit im Dienst ist. Ein Anruf genügt und das Taxi ist eine knappe Stunde später da. Wir hatten glücklicherweise genügend Puffer eingerechnet und sind noch einigermaßen entspannt.

Mit dem Taxi durch Indien. Auch wenn es nur um das kleine Stück von Ahmedabad nach Nadiad und zurück geht, sind beide Taxifahrten für uns doch sehr eindrucksvoll. Ich sitze wieder auf dem Beifahrersitz und mein Gurt ist leider kaputt. Auch Stefan hat auf dem Rücksitz keinen funktionierenden Sicherheitsgurt. Das Auto ist zum Glück nicht so sehr groß und er kann in der Mitte sitzend, sich rechts und links an den Griffen festhalten. Ich halte mich wieder an der Tür fest und drücke meine Füße gegen das Amaturenbrett. So sitze ich auch einigermaßen stabil.

Übrigens fährt man in Indien links und bei rot. Ja richtig gelesen, konsequent bei rot. Wenn die Ampel ausnahmsweise mal gelb oder gar grün leuchtet, fährt man natürlich auch. Wichtig ist doch nur, dass man oft laut hupt, sich nicht abdrängen lässt und auf keinen Fall langsamer wird. Wer nicht genug Courage zeigt, hat schon verloren. Anhalten ist absolut verpönt. Da viele Fahrzeuge relativ schmal sind, passt man auch zu dritt oder viert auf zwei Fahrspuren, was natürlich sehr praktisch ist, weil jeder der Erste sein will.

Auf meinem Beifahrersitz kann ich das Schauspiel hautnah erleben und Stefan staunt nicht schlecht über meine Gelassenheit. War das die Kur? Nicht einmal hielt ich mir vor Schreck die Augen zu. Dabei hoffte ich inständig, dass wir nicht aus Versehen ein Mofa mitnehmen, auf dem oft die ganze Familie sitzt, inklusive Kleinkinder und Babys im Arm. Selbst die etwas größeren

Kinder sehen nicht so aus als wüssten sie, welcher Gefahr sie im Moment ausgesetzt werden. Im auffallenden Kontrast zeigen sich wieder die Kühe, die sich beim Überqueren der vollgestopften Straßen so gar nicht aus der Ruhe bringen lassen. Meine stillen Gebete werden jedenfalls erhört. Wir erreichen den Flughafen unfallfrei, obwohl unser Fahrer tatsächlich nur an der Mautstation für die Schnellstraße und am Flughafen hält. Die Schnellstraße kann man für 100 Rupien nutzen Da wir die Landstraße ja bereits kennen, später losfuhren, es außerdem sehr heiß ist und die Klimaanlage im Taxi nicht funktioniert, entscheiden wir uns für diese schnellere Alternative.

Dies war auch eine gute Entscheidung, da wir nun auf der Rückfahrt, insbesondere von der Schnellstraße aus eine sehr schöne indische Seite sehen können. Saftig grüne Reis- und Gemüsefelder säumen so weit das Auge reicht die Straße. Kinder laufen barfuß durch die grüne Landschaft. Größere flache Häuser stehen allein inmitten dieser Pracht. Kühe wühlen nicht im Müll sondern grasen auf dem Streifen zwischen der Straße und den Feldern. Obwohl die letzte Regenzeit einige Monate zurück liegt, scheint genügend Wasser vorhanden zu sein. Überall ziehen sich blau schimmernd Wasserkanäle durch das Land. Wenn wir größere Flüsse überqueren, sehen wir an den breiten sandigen Ufern, dass bereits viel Wasser fehlt, aber überall ist es grün und in einem Teich sehe ich zwei Kühe baden. So gefällt mir Indien. Hier, inmitten dieser Landschaft, hätte ich gern die fünf Wochen verbracht. Ich bin eben doch ein Naturkind.

Überpünktlich treffen wir am Flughafen in Ahmedabad ein. Gerade kommen die ersten Flughafenangestellten nach der Mittagspause zurück. Die Schalter werden geöffnet und ohne Warterei checken wir ein und durchqueren ungehindert die Sicherheitsschleuse. Alles geht so harmonisch, ruhig und flüssig, dass es uns gar nicht stört, dass wir insgesamt sieben Mal unsere Pässe vorzeigen müssen. Die sind jetzt wirklich geprüft. Wir genießen unser erstes Eis nach fünf Wochen und gönnen uns indischen Tee, der eher als Süßigkeit, denn als Getränk gehandelt werden kann.

Die Kühle und Ruhe hier im Flughafengebäude, dass sich langsam füllt, tut gut. Beim Boarding werden nach und nach immer mehr Menschen im Rollstuhl herangefahren und in einer Schlange vor den Ausgang gestellt. Geduldig wartet alles und man macht Platz für all die Rollstühle. Irgendwann sind es über zwanzig. Da die Gefährte alle groß nummeriert sind, sieht es so aus, als wenn gleich ein Rennen startet. Das Publikum, alle die auf zwei Beinen unterwegs sind, steht Spalier, wartet auf den Anpfiff und feuert dann sicher auch an.

Ganz so rasant lief es dann nicht ab. Unsere Flüge gingen pünktlich. In Mumbay erlebten wir einen hochmodernen großen Flughafen mit sehr viel interessanter Kunst und wirklich einen Besuch wert. Aufgrund unseres Upgrades, können wir sogar einige Stunden im Flugzeug schlafen. So kommen wir relativ entspannt am frühen Morgen in München an und ich genieße den ersten Toilettengang. Was haben wir für schöne und saubere Toiletten hier in Deutschland. Und die Waschbecken erst. Alles ist hell erleuchtet und glänzt. Da putze ich mir doch gleich tausend mal lieber meine Zähne.

Wieder zu Hause

Ein Temperaturunterschied von 50 Grad erwartet uns in unserer Heimatstadt. Aber die Sonne scheint und wir freuen uns auf unser Zuhause. Aufgrund der Kälte in der letzten Woche leistete unsere Fußbodenheizung ganze Arbeit und es ist kuschelwarm.

Da wir unseren Job und auch den Alltag langsam angehen konnten, habe ich Zeit, mich in Internet mit Ayurvedischen Rezepten zu beschäftigen. Einige neue Zutaten wie zum Beispiel Mungbohnen, Dhal und Sesamöl bestelle ich auch. So probiere ich mich aus und nach einiger Übung schmecken meine Suppen und Chapatis sogar. Die guten Gewürze aus Indien kommen natürlich auch zum Einsatz und das Masala beginne ich bereits zu lieben.

Erstaunlich ist, dass wir nicht wie in Indien gedacht und phantasiert, Kochorgien feiern. Wir genießen das leichte Essen und vermissen Fleisch, Wein, Kaffee oder Süßigkeiten gar nicht. So wird der Konsum dieser Genussmittel ohne Anstrengung weiter eingeschränkt. Selbst drei Wochen später, als wir mit Freunden abends beim Inder setzen bestelle ich vegetarisch und bin sehr glücklich damit.

Interessanterweise reduziert sich auch unser Brotkonsum. Da wir uns wie auch schon vor Indien mit zwei

Mahlzeiten begnügen, indem wir das Frühstück einfach weglassen, ergibt sich das wie von selbst. Stefan backt weiterhin leckeres glutenfreies Brot und auch mal Brötchen, aber viel seltener.

Das leichte Gefühl aus Indien bleibt. Selbst während wir uns mit einer ausgewachsenen Erkältung herumschlagen. Hier in Deutschland ist gerade eine größere Grippewelle am abklingen und natürlich bekommen ach wir einige Bazillen ab.

Ich möchte die Behandlungen der Kur abklingen lassen und weiter verarbeiten. So entscheide ich mich, die Heilpraktikerin Petra Kehnscherper kennen zu lernen, die ihre Praxis nach Namrata benannte. Wie ich von ihr erfahre, fährt sie bereits seit 18 Jahren regelmäßig in die Klinik, um dort mit Frau Doktor Namrata Saleh zusammen zu arbeiten, freundete sich mit ihr an und lockte sie im letzten Jahr sogar für einige Tage zur Namengebung der Praxis nach Rostock.

Ich betrete eine Praxis, in der ich mich sofort wohl fühle. Herzlich empfängt mich Petra, die mir gleich das Du und einen Termin anbietet. So kann ich bereits in der zweiten Woche nach Indien von meinen Erfahrungen berichten und breite meinen aktuellen Gesundheitszustand aus.

Meine Kopfschmerzen sind zurück und das mit aller Macht. Wie im Jahr vor meinem Klinikaufenthalt, brennen sie sich täglich ungeniert heftig durch meine Schädeldecke. Hinzu kommen

Ischiasbeschwerden. Ich bin verspannt und vermute, dass Ischias und Kopfschmerzen vielleicht irgendwie zusammen hängen und die kalte Jahreszeit hier in Deutschland auch nicht ganz unbeteiligt ist. Die Erkältung nehme ich gelassen und habe sie nach wenigen Tagen überstanden. Außerdem ich gönne mir während an zwei aufeinanderfolgenden Tagen auf Einladung Kuchen vom Bäcker, also Gluten. Nun weiß ich, dass ich das lieber weiterhin lassen sollte.

Petra schlägt mir manuelle Therapie und Massagen vor, die ich einmal wöchentlich dankend annehme. Nach meinem Glutenausflug, klagte ich ihr, dass die Kopfschmerzen noch heftiger sind und auch der bereits abgeklungene Ischiasschmerz unangenehmer Weise wieder zurück gekehrt ist.

Ohne von dem Kuchen zu wissen, fragt sie mich während der Massage, ob ich vielleicht etwas gegessen hätte, was mir nicht bekommt. Mein Magenwirbel würde das vermuten lassen. Nun weiß ich es genau. Gluten lasse ich ab jetzt wieder konsequent weg. So wichtig ist mir das Mitessen dann doch nicht. Ein schmackhafter Tee tut es auch und zu Hause backe ich leckeren glutenfreien Kuchen.

Natürlich gehe ich wieder wöchentlich einmal zum Yoga. Diese Bewegung tut mir nach wie vor sehr gut und macht mich wieder fit. Morgendliche Yoga- und Dehnungsübungen ergänzen das.

So kommen wir langsam wieder im Alltag und sind überzeugt, dass diese Kur ein großer Gewinn für uns ist. Diese grundlegende Reinigung, die ganze Zuwendung, die unser Körper erfährt und auch das zur Ruhekommen sind eine wichtige Grundlage, um trotz vieler Herausforderungen oder auch Belastungen gesund und fröhlich alt zu werden. Auch wenn viele Seiten in dem indischen Krankenhaus sehr gewöhnungsbedürftig sind und der Wohlfühlaspekt unterschätzt wird, ist die Behandlung sehr kompetent und umfassend.

Wie auch die Autoren Schacker in ihrem Buch schon schreiben, bin ich ebenfalls davon überzeugt, dass man so ein Krankenhaus auf jeden Fall wählen sollte, wenn man ernsthaft erkrankt ist. Ist jedoch die Reinigung wichtig, weil man gesund bleiben, einige Zimperlein loswerden oder abnehmen will, ist es sicher angenehmer eine Wellnesskur zu buchen. Hier sei jedoch erwähnt, dass dafür in jedem Falle, egal ob in Indien oder hier in Deutschland ein dickerer Geldbeutel nötig ist.

Fünf Wochen sind ja auch nicht wenig und sicher kann man sich nicht so ohne Weiteres so viel Zeit nehmen. Erst recht wenn man bedenkt, dass man nach dieser Kur langsam in den Alltag einsteigen sollte. So kann man sich auch für einen vier- oder zweiwöchige Aufenthalt entscheiden, wenn man grundsätzlich gesund ist.

Einige Ayurvedaärzte bieten in Deutschland sogar

ambulante Behandlungen an. Auch diese Variante finde ich interessant, da die lange Reise entfällt und man im gewohnten Umfeld bleibt. Zu Hause sollte einem jedoch nicht der Alltagsstress einholen und in Ruhe gelassen werden.

Ich werde diese Reinigung jedenfalls in irgend einer Art und Weise wiederholen. Vielleicht sogar bereits in ein bis zwei Jahren.

Feedback

An dieser Stelle stelle ich die Meinungen und Aussagen meiner Mitpatienten im Ayurveda-Krankenhaus in Nadiad, nachdem sie bereits einige Wochen zu Hause sind, zusammen. Ich hoffe, dass diese ein noch umfassenderes Bild über den Behandlungserfolg geben können. Schließlich waren einige von ihnen mit schweren Krankheiten und der Hoffnung dort, die Medikation mit all ihren unerwünschten Nebenwirkungen verringern oder einstellen zu können. Wie geht es ihnen nach der Kur? Hat sie spürbar etwas bewirkt und was? Würden sie in das Krankenhaus zurückkehren und die Behandlung wiederholen? Lest selbst:

Stefan schreibt:

„Jetzt, nach circa fünf Wochen unserer Rückkehr, geht es mir wieder gut. Ich fühle mich insgesamt gesund und wieder fit.

Allerdings hatte ich unmittelbar nach Indien, in unterschiedlicher Intensität und teilweise bis heute anhaltend, körperliche Beschwerden.

Zum einen war offenbar das Immunsystem stark geschwächt, so dass ich relativ schnell eine Erkältung hatte (intensiver und länger als sonst), welche ca. eine Woche anhielt. Des Weiteren zeigt sich aus heiterem Himmel ein Ischiasschmerz, welcher mehrere Tage blieb und sich dann in Richtung des rechten Hüftgelenks verschob. Das scheint nun entzündungsfrei zu sein, jedoch habe ich jetzt wieder Schmerzen im unteren Rücken, wie ich sie auch in Indien bekam.

Vermutlich sind diese Schmerzen auf die stark reduzierten körperlichen Beanspruchungen während der Kur zurückzuführen, was zu Muskelschwund etc. führte. Ich hoffe, in den kommenden Wochen wieder beschwerdefrei und kräftiger zu werden.

Meine Medikamente nehme ich kaum oder nur sporadisch, da ich ansonsten, besonders im Kopf, gut fühle. Jedoch trinke ich fast täglich den bitteren Tee.

Außerdem hat sich unsere Ernährung weg vom Fleisch, hin zu weitgehend vegetarischer Kost verändert, ohne dass uns das besondere Überwindung gekostet hätte.

Beides scheint auch den nun wieder relativ regelmäßigen Stuhlgang zu unterstützen, nach der Klinik-Erfahrung eine wichtige Grundlage für das Wohlbefinden.

Deutlich zu merken ist ein ruhiger Schlaf. Ich schlafe wieder öfter durch, was vor der Kur seit Monaten nicht mehr möglich war.

Ich fühle mich relativ ausgeglichen. Meine Kopfschmerzen treten deutlich weniger auf. Das sind sicher gute Zeichen, auch bezüglich des Burnout-Syndroms. An die Arbeit mag ich jedoch nach wie vor nicht denken.

Insgesamt bin ich also mit der Kur zufrieden und ich werde so eine intensive Reinigung des Körpers und Geistes wohl in Zukunft noch einmal nutzen. Schon allein die Erfahrungen, welche sich aus den speziellen Behandlungen und dem Klinikaufenthalt ergeben, sind außergewöhnlich. Solange ich jedoch keine schwere Erkrankung habe, werde ich eine Ayurveda-Wellness-Kur vorziehen. Das tägliche Wohlbefinden scheint mir allein schon grundlegend für eine tiefgreifende Erholung. Ich hoffe also auf langanhaltende Gesundheit im mehrfachen Sinne :-).“

Talia

quält sich auch mit einer Erkältung und fühlt sich daher im Moment todkrank. Ob ihr die Kur wirklich etwas gebracht hat, kann sie noch nicht sagen. Zwei Wochen nach Ihrer Rückkehr wehrt sie sich weiterhin erfolgreich gegen das Kortison, nimmt jedoch stattdessen Ibutropfen gegen die Schmerzen. Talia nahm während der Kur zehn Kilogramm ab, was nun wirklich nicht nötig war. Sie wird wohl noch einmal in das Krankenhaus fahren, auch wenn die Ernährung dort für sie sehr schwierig ist. Schließlich hat man ihr nur Suppe genehmigt. Einen Versuch will sie jedoch noch wagen.

Walter schreibt:

„Ich hoffe, dass sich mein allgemeiner Gesundheitszustand verbessert, eventuell auch der Tremor, ebenso mein etwas aus den Fugen geratenes Blutbild, und
ansonsten spielt sich der Erfolg mehr im seelischen
Bereich ab. Der Pascha-Karma reinigt nicht nur den
physischen Körper von belastenden Schlacken, er
bringt auch die Systeme des feinstofflichen Körpers in
mehr Harmonie, wodurch mehr Klarheit, mehr
„Durchblick" ermöglicht wird. Das lässt sich nicht „be-
weisen", so wie unser naturwissenschaftliches Welt-
bild es verlangt, aber man kann es fühlen. Man weiß
nicht, warum oder was anders geworden ist, aber
man fühlt anders oder verhält sich anders. Ein Beispiel: in Indien ging mir Eva total auf den Geist, ich
habe schon lange nicht so eine Abscheu vor jemand
gespürt, wenn überhaupt. In meiner letzten Woche,
als Eva schon weg war, beschloss ich, ihr eine Mail zu
schreiben. Ich wollte mich mit ihr versöhnen, wusste
aber noch nicht, wie. Als ich wieder zu Hause war,
hat es noch drei Wochen gedauert, dann war mir jedes Wort klar und ich habe ihr geschrieben. Sie hat
bisher nicht geantwortet, vielleicht ist die Mail im
Spam-Ordner gelandet, aber mir hat das Schreiben
Spaß gemacht, ich war danach erleichtert und froh,
und ich fühle mich mit ihr versöhnt.

Obwohl ich wieder sehr viel Gewicht verloren habe,
was ich absolut nicht wollte, überlege ich, im nächsten Winter wieder nach Nadiad zu fahren. Es hat einen gewissen Reiz für mich: die ärmlichen, schmud-
deligen Verhältnisse, das gnadenlose Klima, ich komme dort besser raus aus meinen gewohnten Mustern.

Außerdem kostet so eine Kur hier ein Vielfaches, das kann oder will ich mir nicht leisten.

Den Kälteschock, wie du ihn beschreibst, habe ich auch erlebt. Ich kam bei minus sechs Grad in Düsseldorf an, hatte keine warme Jacke dabei, an den Füßen nur Sandalen, zum Glück aber dicke Socken und mein Zug fuhr nicht nach Münster, sondern wegen Bauarbeiten an den Gleisen nur bis zu einer Ortschaft davor. Den Shuttle- Bus, der mich nach Münster bringen sollte, sah ich noch aus der Ferne wegfahren, er war wahrscheinlich schon voll. Der nächste Bus fuhr eine Stunde später. Ich habe gefroren wie ein Schneider - wie sollte ich auch anders frieren?

Meine Haare lass ich wieder wachsen. Wie lange, weiß ich noch nicht. Es ist schon verdammt praktisch mit Glatze oder sehr kurzen Haaren."

Michael schreibt:

„Wir sind jetzt wieder 1,5 Wochen zu Hause und ich muss leider sagen, das es mir nicht besser geht. Immer noch Schmerzen in den Unterarmen von morgens an. Wenn ich mich körperlich betätige, bin ich gleich kaputt. Jetzt im Frühjahr liegt ja viel an: Haus, Hof , Segelverein, Boot demnächst, Arbeitsamt. Demnächst wird mein Sohn 18, da will ich ihm noch ein Fotobuch machen, puh durch hunderte Bilder klicken und noch gestalten. Ja zum Arbeiten ist gar keine Zeit. Das brauche ich ja zum Glück und könnte ich auch nicht. Nun will ich meinen Körper noch von Rheuma-Nervenspezialisten untersuchen lassen. Irgendeiner muss doch mal den Schalter finden!!

Die Kur fand ich gut, allein das man schon aus der Gripperegion weg war. Mich würde es ja immer erwischen. Ich würde so etwas auch nochmal machen. In welcher Form ist mir noch nicht klar.
Eine mobile Dampfsauna werde ich mir noch zulegen. Nach einer Eigenölmassage in die Dampfsauna und dann abwechselnd in die kalte Badewanne und wieder zurück. Vielleicht kriege ich mich dann ein wenig abgehärtet."

Ulli schreibt:

„Kerala war die bessere Epoche in meiner indischen Zeit. Sommer, Sonne, Strand, warmes Meer, gutes Essen (natürlich leichte Kost und wenig, wenn auch entgegen dem Diätplan, weil Meeresfrüchte auf dem Teller waren). Danach war ich ja noch in Delhi. Ein Moloch, Ellenbogengesellschaft, groß, laut und dreckig. Ausnahmen sind die Tempel und paar moderne Shopping Males. Muss ich nicht gleich wieder haben. Habe mir nach einer halben Woche ein Rückflugticket gekauft und den Temperaturunterschied durch gutes Timing auf nur 25 Grad gehalten.

Ich bin ja seit über 25 Jahren in Asien unterwegs, habe natürlich die Strassenküchen frequentiert, und nie auch nur ansatzweise Probleme gehabt. Vermutlich war es der Liter Süßholzsaft, den ich aus der Straßenpresse getrunken habe, der einen stark beschleunigten Stoffwechsel verursachte. Fast zwei Wochen hing ich damit an. Zu den 6 Krankenhauskilos gingen noch mal 10 kg zusätzlich abgängig. Inzwischen habe ich das Zellwasser wieder aufgefüllt, so dass immer noch ein Defizit von insgesamt 13 kg an meinem zarten Körper zu verzeichnen ist. Das hat sich wirklich gelohnt! Man kann unschwer erkennen, dass so ein Panchakarma auch fast zum Nulltarif zu ergattern ist. Meine Innereien waren danach mit Sicherheit frei von jeglichem Ballast.

Nachdem ich wieder zu Kräften und Initiative gekommen war, habe ich mich um meine Wohnung gekümmert. Das hat wirklich mal sichtbar geschafft.

Ansonsten forciere ich im Moment nichts, was mich bindet. Ich will einfach mal ohne Hast und Druck ein paar Wochen durchziehen. Natürlich werde ich das nicht lange aushalten, und fange heute schon mal damit an, die Weichen zu stellen. Erst mal Richtung Ukraine und Bosnien. Mongolei ist gebucht. Georgien steht bei mir als Last Minute Aktion im Raum. Da fliege ich mal von einer Stunde auf die andere hin. Habe gerade Bilder aus der Zeit dort sortiert und festgestellt, dass mir doch so Einiges an erlebter Gastfreundschaft fehlt.

Demnächst Anfang Mai habe ich mit unseren Filmkunstfestival viel zu tun. Hatte ja das Filmfestival in Batumi mit dem in Schwerin verknüpft. Georgien ist dieses Jahr Gastland, und da bin ich zu diversen Events geladen. Gute Gelegenheit, für das Land Reklame zu machen.

Ich freue mich für Euch, dass Ihr Euch nach der Kur wohlfühlt. Das kann ich ja auch von mir behaupten, denn ich nehme nun gar keine Blutdruckpillen mehr. Hatte schon 89 / 48 Unterdruck. Nun ist wieder alles im Lot. Natürlich esse ich Fleisch und Fisch, aber wie ich schon angefangen hatte, wesentlich weniger als früher. Auch der Bierkonsum ist zum Leidwesen deutscher Brauer stark rückläufig.

Also die Kur hat mich schon zu bewussterem Lebensstil veranlasst. Es ist ja auch persönlich verpflichtend, die verlorenen Kilos nicht gleich wieder aufzuholen.

Klar mache ich noch mal Ayurveda. Allerdings nie wieder bei Gott Gupta. Hatte den gleichen Effekt in Sri Lanka bei deutlich angenehmerem Umfeld und Service.

Ich lasse mich auch nicht blenden. Die ganze Behandlungsaktion ist auch viel Show. Die Blinden werden jedenfalls nicht wieder sehend. Eigentlich ist Ayurveda ja leicht zu praktizieren. Erst recht Panchakarma. Grünzeug und Wasser, geklärte Butter, Ruhe (eigentlich, mit Ausnahme auf dem Krankenhausgelände), und paar Einläufe schaffen die Pfunde weg. Übergewicht ist nun mal der Anfang vom Ende. Also gehts hinterher immer besser. Das kann man auch zu Hause haben. Man macht es nur nicht, weil kein Aufpasser da ist. Mein Hausarzt, den ich dann am 9. Tag nach dem Süßholzsaft doch lieber konsultierte, fühlt sich natürlich voll bestätigt. Er hat immer gepredigt, abzunehmen und weniger Bier zu trinken, um sich besser zu fühlen und den Körper und die Gelenke zu entlasten. Das hat jedenfalls zu 100 Prozent geklappt.“

Vokabelsammlung

Englisch – Deutsch

blood pressure	-	Blutdruck
treatment	-	Behandlung
steam	-	Dampf
massage	-	Massage
tablets	-	Tabletten
powder	-	Pulver
medicine	-	Medizin
vomit	-	Erbrechen
hausea	-	Brechreiz
diarrhea	-	Durchfall
constipation	-	Verstopfung
wound	-	Wunde
caugh	-	Husten
caughing fits/attacks	-	Hustenanfälle
slim	-	Schleim

sniff / runny nose	-	Schnupfen
cold	-	Erkältung
block	-	Blockierung
a headache	-	Kopfschmerzen
head	-	Kopf
forehead	-	Stirn
toungue	-	Zunge
shed	-	Schuppen
skin	-	Haut
eyes	-	Augen
nose	-	Nase
body	-	Körper
back	-	Rücken
spine	-	Wirbelsäule
vertebra	-	Wirbel
shoulder blade	-	Schulterblatt
hip	-	Hüfte
legs	-	Beine
abdomen / belly	-	Bauch
stomach	-	Magen
intestine	-	Darm

bowels	-	Eingeweide
faucet	-	Zäpfchen
too high	-	zu hoch
too low	-	zu niedrig
strongly	-	stark
violently	-	heftig
light	-	leicht
more	-	mehr
fewer	-	weniger
slowly	-	langsamer
different	-	unterschiedlich
equal / same / like ähnlich	-	gleich / dieselbe /
barely	-	kaum
sorely	-	schmerzlich
thinly	-	dünn
even if	-	selbst wenn
for examble	-	zum Beispiel
to weigh	-	wiegen
to hurt	-	schmerzen
to unhurt/ to heal	-	heilen

to swallow	-	schlucken
to suck	-	lutschen
to alleviate/ to relive	-	lindern, abnehmen
to vormit	-	sich übergeben
to dedicate	-	widmen, verwenden
How do you do?	-	Wie geht es dir?
I am fine.	-	Mir geht es gut.
It got better / worse.	-	Es wurde besser / schlechter.
I have …	-	Ich habe …
I can /can´t …	-	Ich kann / kann nicht …
Show me your toungue.	-	Zeig mir deine Zunge.
How do you sleep?	-	Wie hast du geschlafen?
Very well.	-	Sehr gut.
Not so good.	-	Nicht so gut.
I could not sleep.	-	Ich konnte nicht schlafen.
Don´t worry.	-	Mach dir keine Sorgen.
We will see.	-	Wir werden sehen.
Everything will be fine.	-	Alles wird gut.

Quelle:

Monika und Reinhart Schacker: „Ayurveda Kuren: Ein praktisches und wohltuendes Verwöhnprogramm für Gesundheit und Schönheit", TRIGa - der Verlag, 2004

Weitere Bücher
von Ricarda Wilhelm:

„AIDA – Muss das sein!“

Reise mit mir! Band 1

e-book: https://www.amazon.de/dp/B088RJ6MGQ
Taschenbuch: https://www.amazon.de/dp/B088T18M8M

„Kambodscha – Pyramiden von Angkor“

Reise mit mir! Band 2

e-book: https://www.amazon.de/dp/B093CHJR7J
Taschenbuch: https://www.amazon.de/dp/B093RP1WHH

„Laos gefährlich schön“

Reise mit mir! Band 3

e-book: https://www.amazon.de/dp/B07P2W45LN
Taschenbuch: https://www.amazon.de/dp/1090309317

„Lissabon für Frauen Freunde dürfen Lisboa sagen“

Reise mit mir! Band 4

e-book: https://www.amazon.de/dp/B07Y3C56RJ
Taschenbuch: https://www.amazon.de/dp/B07Y4MWPRN

„Madeira-Archipel, Segeln im Atlantik“

Reise mit mir! Band 5

e-book: https://www.amazon.de/dp/B082SXLW2Q
Taschenbuch: https://www.amazon.de/dp/1676205934

„Mexiko – Auf den Spuren der Maya"

Reise mit mir! Band 7

ebook: https://www.amazon.de/dp/B08P21SWF7
Taschenbuch: https://www.amazon.de/dp/B08NZ1C8ZY

„Lockdown unter Segeln – Covid 2020"

Reise mit mir! Band 8

e-book: https://www.amazon.de/dp/B08WKN53L9
Taschenbuch: https://www.amazon.de/dp/B08ZK9NVPM

„Azoren Archipel – Segeln zwischen Vulkanen"

Reise mit mir! Band 9

e-book: https://www.amazon.de/dp/B0B57HT7G9
Taschenbuch: https://www.amazon.de/dp/B0B4HHXMZL

„La Palma – Feuer im Atlantik"

Reise mit mir! Band 10

e-book: https://www.amazon.de/dp/B09MNN4R6Z
Taschenbuch: https://www.amazon.de/dp/B09MFB8DF4

„Verloren im Dschungel – La Ciudad Perdida, Columbia"

Reise mit mir! Band 11

e-book: https://www.amazon.de/dp/B0CF4VRM8Z
Taschenbuch: https://www.amazon.de/dp/B0CF4LGDKT

„Poesie des Pazifiks "   Von Panama bis Polynesien –

eine Reise voller Natur und unbekannter Kultur

e-book:
https://shop.delius-klasing.de/poesie-des-pazifiks-p-2004108/
Gebundenes Buch:
https://shop.delius-klasing.de/poesie-des-pazifiks-p-2004011/

AIDA – Muss das sein?
Reise mit mir! Band 1

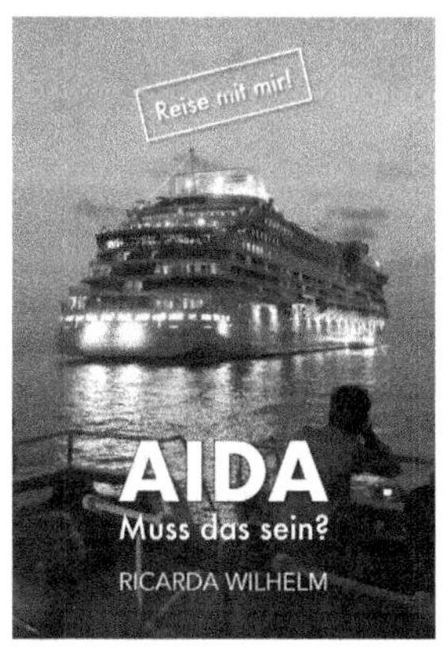

Wie kommt eine leidenschaftliche Seglerin, die bisher ausschließlich individuell unterwegs war, plötzlich auf ein Kreuzfahrtschiff? Und warum werden es gleich fünf Wochen? Was erlebt sie auf dem Schiff und an den faszinierenden Zielorten? Was steckt wirklich hinter dem Mythos Kreuzfahrt?

Diese sehr persönliche Reiseerzählung beginnt lange vor dem Ablegen – mit dem ersten Gedanken an eine Kreuzfahrt. Humorvoll, ehrlich und emotional schildert die Autorin Begegnungen, Überraschungen, kleine Katastrophen und große Glücksmomente an Bord und an Land.

Mit viel Liebe zum Detail beschreibt sie Orte, Menschen und Situationen, erzählt von kulturellen Besonderheiten, spannenden Hintergründen und ihren ganz eigenen Eindrücken zwischen Orient und Südostasien. Dabei beobachtet sie neugierig, kritisch und immer wieder staunend ihre Umgebung.

Begleitet die Autorin auf einem schwimmenden Hotel durch faszinierende Länder und unterschiedliche Kulturen. Erlebt eine abwechslungsreiche Reise voller Atmosphäre, Fernweh und Humor – ganz ohne Kofferpacken, Visastress oder kalte Flughäfen. Bummelt bequem vom Sofa aus ein kleines Stück durch die Welt.

„Lesenswert!

Hab es gerade durchgelesen. Sehr interessant, inhaltsreich, unterhaltsam und t.w. humorvoll geschrieben. Liest sich flüssig und gibt sehr gute Einblicke in das AIDA-Bordleben"

Ja, muss sein! Ich habe dieses Buch an einem Tag verschlungen und ich bin ansonsten wirklich keine Leseratte. Mich selbst hat das Kreuzfahrtvirus schon vor einiger Zeit erwischt und auch die Route (etwas anders mit Indien) haben wir machen dürfen. Man konnte sich somit leicht zurück träumen und dem Reisebericht folgen. Auch die kleinen Mankos einer Kreuzfahrt werden hier erzählt. Mit wunderschönen Reisetipps würde hier auch ein Erstfahrer erste Eindrücke über das Leben an Bord bekommen. Rundum eine schöne Reiseerfahrung die hier geteilt wird.

Kambodscha - Pyramiden von Angkor
Reise mit mir! Band 2

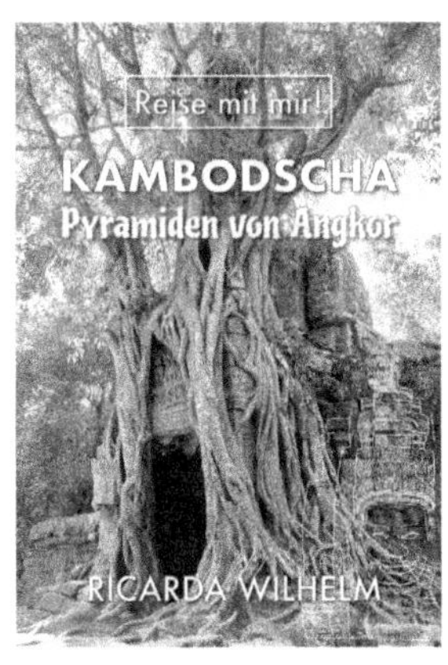

„Was wollt ihr ausgerechnet in Kambodscha?" Diese Frage begleitet die Autorin auf ihrer Reise in ein Land, dessen gewaltige Vergangenheit bis heute nur wenigen bekannt ist.

Denn die Hochkultur der Khmer mit ihren monumentalen Tempeln, Pyramiden und ausgeklügelten Bewässerungssystemen steht den großen Zivilisationen der Maya, Azteken, Inka oder Ägypter in nichts nach. Ihre Blütezeit erreichte sie zwischen dem 8. und 12. Jahrhundert – bevor der Dschungel die mächtigen Steinbauten verschlang und Lianen, Urwaldriesen und Würgefeigen die heiligen Stätten überwucherten.

Der Leser begleitet die Autorin auf einer faszinierenden Entdeckungsreise durch den geheimnisvollen „Archäologischen Park von Angkor" und weiter durch das heutige Kambodscha. Mit bildreicher Sprache, persönlichen Eindrücken und spannenden Hintergrundinformationen lässt sie mystische Tempel, verborgene Reliefs und das Leben der Khmer lebendig werden.

Historie und Gegenwart verschmelzen dabei auf eindrucksvolle Weise: eine Reise zwischen versunkenen Reichen, spirituellen Orten und dem Alltag eines Landes, das seine bewegte Vergangenheit niemals ganz verloren hat.

Dieses Buch lädt zu einer atmosphärischen, virtuellen Expedition in eine der faszinierendsten Kulturlandschaften Südostasiens ein.

Laos gefährlich schön
Reise mit mir! Band 3

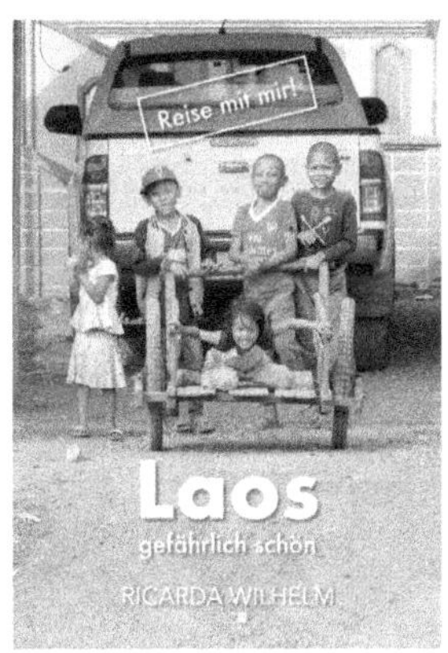

Im Februar 2019 reisen Stefan und die Autorin für elf Tage durch den Süden von Laos – ein Land voller ursprünglicher Schönheit, gelassener Menschen und kleiner Abenteuer.

Die Reise führt entlang des mächtigen Mekong zu den geheimnisvollen „4000 Inseln" und den beeindruckenden Mekongfällen. Sie entdecken die alte Tempelanlage Wat Phou, streifen über das fruchtbare Bolavenplateau mit seinen imposanten Wasserfällen sowie Tee- und Kaffeeplantagen und erleben eine Landschaft, die zugleich wild, friedlich und faszinierend wirkt.

Doch nicht nur die berühmten Sehenswürdigkeiten machen den Reiz dieser Reise aus. Auch das alltägliche Leben in Laos wird lebendig: dampfende Straßenküchen, spontane Begegnungen, einfache Unterkünfte und abenteuerliche Busfahrten, die Geduld und Humor gleichermaßen fordern.

Mit persönlichen Eindrücken, atmosphärischen Beschreibungen und vielen kleinen Beobachtungen nimmt die Autorin ihre Leser mit in ein Land, das oft übersehen wird – und gerade deshalb tief berührt.

Ein Reisebericht voller Fernweh, Wärme und authentischer Erlebnisse aus einem der ursprünglichsten Länder Südostasiens.

„Unerwartet spannend!

Ich habe einen interessanten Reisebericht erwartet, weil wir bald selbst dieses Land besuchen wollen. Doch das Buch ist außerdem noch spannend, unterhaltsam und angenehm natürlich geschrieben. Ich konnte es nur zum Essen beiseite legen und habe es in einem Zug am Wochenende durchgelesen! Sehr zu empfehlen.“

„Kurzweilig, ehrlich und super interessant!

Das Buch liest sich (leider) sehr schnell. Die Schilderungen sind ehrlich und man kann sich alles sehr gut vorstellen. Ein schöner Reisebericht, der Fernweh auslöst, aber nicht romantisiert.“

Lissabon für Frauen
Freunde dürfen Lisboa sagen
Reise mit mir! Band 4

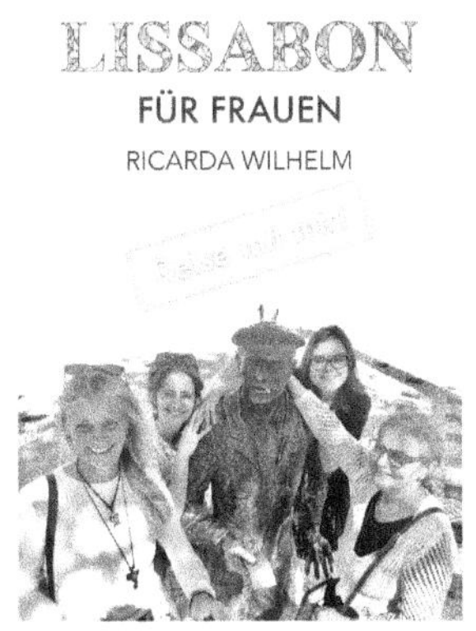

Aus ihren persönlichen Erlebnissen entstehen authentische Reiseerzählungen, die mehr sind als reine Reiseberichte. Ricarda Wilhelm schreibt atmosphärisch, nahbar und mit großer Beobachtungsgabe. Ihre Bücher laden dazu ein, ferne Orte mitzuerleben, innezuhalten und die Welt aufmerksam zu betrachten — für alle, die selbst reisen oder sich vom heimischen Sofa aus auf den Weg machen möchten.

Ricarda Wilhelm verbringt einige unvergessliche Tage mit den liebsten Frauen ihrer Familie in Lissabon – einer Stadt, die sie bereits kennen und lieben gelernt hat, als sie mit dem Boot aus der Ostsee kommend dort einlief.

In ihrer sehr persönlichen Reiseerzählung entführt sie den Leser in die faszinierende portugiesische Hauptstadt, die so viele in ihren Bann zieht und die für manche berühmte Persönlichkeit zur Wahlheimat wurde.

So erkundet der Leser gemeinsam mit ihr verwinkelte alte Stadtteile ebenso wie das moderne Expo-Viertel, besucht den Lissabonner Zoo und das Ozeaneum, streift durch den geschichtsträchtigen Stadtteil Belém mit seinen bedeutendsten Sehenswürdigkeiten und reist hinaus nach Cascais an der Atlantikküste sowie ins malerische Sintra in den Bergen.

Ricarda Wilhelm wünscht ihren Lesern eine behagliche Reise vom Sofa aus – ganz ohne Flugticket, Koffer und Verspätungen, einzig mit der Freude am Lesen und ein wenig Zeit.

„Ich habe das Lissabon-Buch als Mann gelesen. Trotz dessen ;-) war es unterhaltsam und informativ. War man schon mal in dieser tollen Stadt, werden schöne Erinnerungen geweckt. Spielt man noch mit dem Gedanken, mal hinzureisen, gibt es hier die nötige Rest-Motivation.“

„Wunderbare Reiseerzählung!

Eine schöne und ehrliche Reiseerzählung. Eine Erinnerung an die schöne Zeit in Lissabon mit der Familie!“

Madeira-Archipel Segeln im Atlantik
Reise mit mir! Band 5

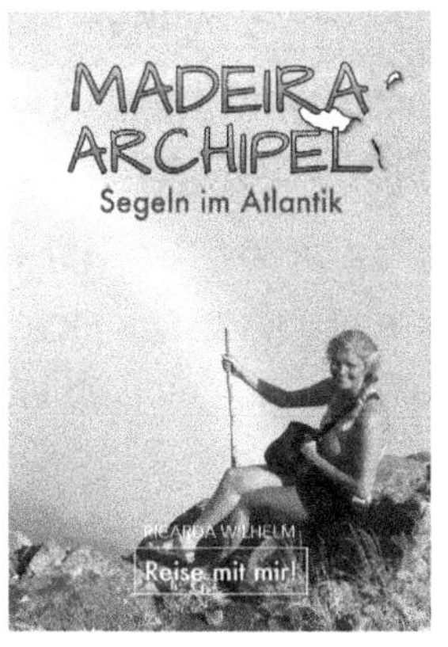

Mit dem Segelboot reist Ricarda Wilhelm von Lissabon über den Atlantik nach Porto Santo und Madeira. Schon die Überfahrt wird zum Abenteuer – getragen von Wind, Wellen und der Freiheit des Meeres.

Auf den beiden Inseln entdeckt sie eine faszinierende Welt voller Kontraste: üppig grüne Levadas und feuchte Lorbeerwälder treffen auf karge Berglandschaften, tiefe Schluchten und schroffe Küsten, an denen der Atlantik tosend gegen schwarze Felsen brandet. Schritt für Schritt entfaltet sich die außergewöhnliche Vielfalt des Madeira-Archipels.

Doch diese Reiseerzählung ist weit mehr als ein Reisebericht. Die Autorin verbindet persönliche Erlebnisse mit spannenden Geschichten, historischen Hintergründen und Legenden der Inseln. Dabei nimmt sie den Leser nicht nur mit durch beeindruckende Landschaften, sondern auch mitten hinein in den Alltag eines Segelabenteuers – mit all seinen kleinen Freuden, Herausforderungen und Überraschungen.

Unterwegs begegnet sie anderen Seglern, hört ihre Geschichten und schildert eindrucksvoll die besonderen Erfahrungen, die das Leben auf See mit sich bringt.

Mit bildreicher Sprache lässt Ricarda Wilhelm lebendige Szenen im Kopf entstehen und lädt zu einer entschleunigten, atmosphärischen Reise ein – bequem und nachhaltig vom Sofa aus.

Ob man Madeira und Porto Santo bereits kennt oder zum ersten Mal entdeckt: Nach der Lektüre fühlt es sich an, als wäre man selbst dort gewesen.

„Das Buch startet etwas unangenehm. Alle die schonmal seekrank waren dürften das nachvollziehen können.

Dann wird es aber angenehmer ;)

Es wird sehr detailliert berichtet, was die beiden auf Madeira alles besichtigt und entdeckt haben.

Für alle die Reiseberichte lieben oder auch selber mal nach Madeira wollen ist es definitiv zu empfehlen.“

„Schönes Buch, gut zu lesen, tolle Insel. Hier kann man sich viel länger aufhalten als gedacht!“

Mexiko - Auf den Spuren der Maya
Eine Covid-19-Reise
Reise mit mir! Band 7

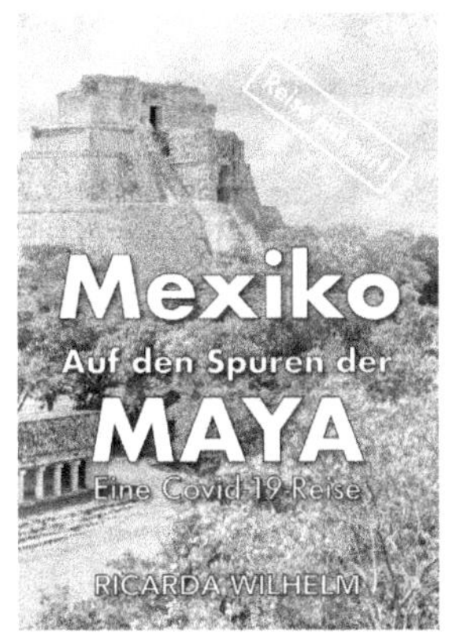

„Seid ihr verrückt? Nach Mexiko könnt ihr doch jetzt nicht reisen!"

Warnungen wie diese begleiten die Autorin und ihren Partner auf ihrem Weg nach Mittelamerika. Zu gefährlich sei das Land, heißt es. Korruption, Überfälle, Gewalt – und mitten dazu die weltweite Covid-19-Pandemie.

Doch die Faszination für die alten Hochkulturen der Maya und Azteken ist stärker als alle Zweifel.

Nachdem sie mit dem Segelboot Aruba erreicht haben, liegt Mexiko plötzlich zum Greifen nah. Während ihr schwimmendes Zuhause die Hurrikansaison sicher im Hafen verbringen muss, wachsen überall die Unsicherheiten: steigende Infektionszahlen, Reisebeschränkungen und die Frage, ob dieses Abenteuer überhaupt möglich sein wird.

Trotz aller Warnungen brechen sie auf. Die uralten, überwucherten Pyramidenstätten im Dschungel rufen immer lauter.

Der Leser begleitet die Autorin auf einer außergewöhnlichen Reise durch ein geheimnisvolles Land voller Kontraste. Zwischen beeindruckenden Maya-Ruinen, kolonialen Städten, tropischen Landschaften und unerwarteten Begegnungen stellt sich immer wieder die gleiche Frage: Ist Mexiko wirklich so gefährlich, wie alle behaupten?

Authentisch, persönlich und spannend erzählt dieses Buch von Mut, Fernweh und der Sehnsucht, selbst in unsicheren Zeiten die Welt zu entdecken. Zugleich eröffnet es faszinierende Einblicke in die Geschichte der Maya-Kultur und in ein Land, das weit mehr ist als seine Schlagzeilen.

Eine Reise voller Abenteuer, Herausforderungen und unvergesslicher Momente – auf den Spuren einer versunkenen Hochkultur.

Besondere Zeit und interessant

„Gut beschrieben und dargestellt. Scheint als Beispielrundtour für die Yucatan-Halbinsel sehr gut geeignet. Die Covid-19-Umstände geben hier zusätzliche Würze."

Lockdown unter Segeln
Covid 2020
Reise mit mir! Band 8

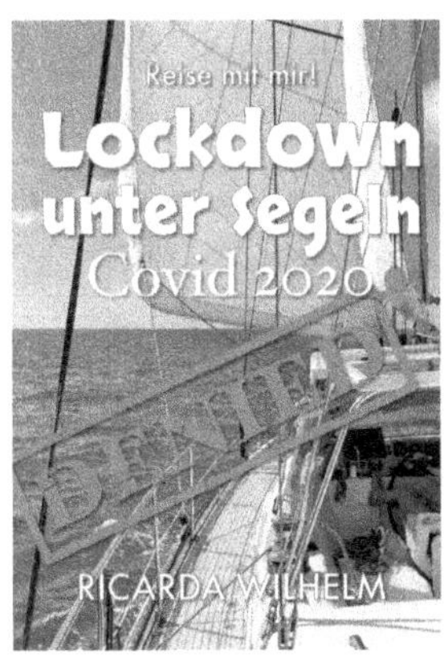

Im März 2020 verändert sich die Welt plötzlich. Grenzen schließen, Häfen verweigern die Einreise, Flüge werden gestrichen – und mitten in der Karibik sitzen zwei Segler auf ihrem Boot fest.

Diese authentische Reisegeschichte erzählt im Tagebuchformat vom Alltag während der ersten Monate der Covid-19-Pandemie: von Unsicherheit und Freiheit zugleich, von Isolation auf engstem Raum und dem Versuch, in einer völlig veränderten Welt den eigenen Kurs nicht zu verlieren.

Wie lebt es sich fern der Heimat, wenn Reisen plötzlich unmöglich wird?

Welche Herausforderungen bringt das Leben auf einem Segelboot während eines weltweiten Ausnahmezustands mit sich? Und warum fühlt sich selbst das Paradies manchmal nicht paradiesisch an?

Die Autorin schildert offen und persönlich Gedanken, Ängste, Hoffnungen und Konflikte, aber auch unerwartete Begegnungen, kleine Glücksmomente und kreative Wege, mit ständig neuen Einschränkungen umzugehen. Schritt für Schritt verändern sich Ansichten, Prioritäten und der Blick auf Freiheit, Sicherheit und das Reisen selbst.

Der Leser begleitet das Paar durch eine Zeit voller Unsicherheit, schwieriger Entscheidungen und überraschender Wendungen – ein bewegendes Zeitzeugnis über den Beginn der Pandemie und das Leben auf See, als die Welt plötzlich stillstand.

Azoren Archipel
Segeln zwischen Vulkanen
Reise mit mir! Band 9

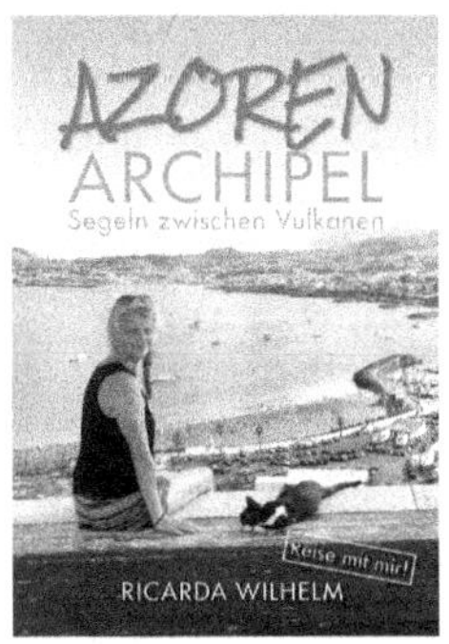

Mitten im Atlantik, dort, wo drei Kontinentalplatten aufeinandertreffen, erhebt sich eine Inselwelt von wilder Schönheit: die Azoren.

Vulkanische Landschaften, sattgrüne Kraterseen, abgeschiedene Orte und eine Naturgewalt, die überall spürbar ist, machen dieses Archipel zu einem der faszinierendsten Reiseziele Europas.

Gemeinsam mit der Autorin segelt der Leser von Insel zu Insel und entdeckt eine Welt, die oft wirkt wie aus einer anderen Zeit. Die Reise führt durch uralte Vulkankrater, entlang schwarzer Lavaküsten und hinein in dampfende Landschaften, in denen die Erde brodelt und atmet. Hier lässt sich die Kraft der Natur hautnah erleben.

Doch dieses Buch erzählt weit mehr als nur von spektakulären Landschaften. Es berichtet von Begegnungen mit den Bewohnern der Inseln, von Geschichte, Kultur und dem besonderen Lebensgefühl mitten im Atlantik. Ebenso persönlich schildert die Autorin den Alltag an Bord ihres Segelbootes – mit all den kleinen Herausforderungen, Freuden und Überraschungen, die eine Reise auf See mit sich bringt.

Mit atmosphärischer Sprache und lebendigen Beschreibungen nimmt sie ihre Leser mit auf eine außergewöhnliche Entdeckungsreise zwischen Vulkanen, Ozean und unberührter Natur.

Ein Reisebuch voller Fernweh, Abenteuer und der rauen Schönheit der Azoren.

La Palma- Feuer im Atlantik
Reise mit mir! Band 10

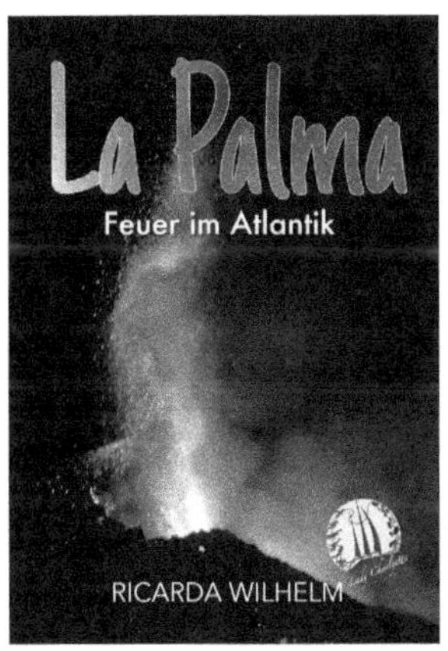

Mitten in der Nacht erreicht die Autorin Santa Cruz auf La Palma. Nur wenige Stunden später verändert sich alles: Der Vulkan Cumbre Vieja bricht aus.

Glühende Lava, Ascheregen und meterhohe Rauchwolken sind plötzlich ganz nah – und aus einer geplanten Inselreise wird das unmittelbare Erleben einer Naturkatastrophe.

Zwischen Faszination und Betroffenheit schildert diese eindrucksvolle Geschichte die Tage und Wochen während des Vulkanausbruchs. Sie erzählt von der gewaltigen Kraft der Erde, von Evakuierungen, Unsicherheit und den Sorgen der Bewohner, die innerhalb kürzester Zeit Häuser, Straßen und ganze Landschaften verlieren.

Wie fühlt es sich an, einem aktiven Vulkan so nah zu sein? Welche Entscheidungen trifft man, wenn sich die Situation täglich verändert? Und wie geht man mit dem Zwiespalt zwischen der Faszination für dieses einzigartige Naturschauspiel und den zerstörerischen Folgen für die Menschen vor Ort um?

Authentisch, emotional und atmosphärisch nimmt dieses Buch den Leser mit auf eine außergewöhnliche Reise zu einem der spektakulärsten Naturereignisse der jüngeren Zeit – dorthin, wo Feuer und Leben im Atlantik aufeinandertreffen.

Ein bewegendes Reise- und Zeitdokument über die Kraft der Natur und über Menschen, die lernen müssen, mit ihr zu leben.

Verloren im Dschungel
La Ciudad Perdida - Columbia
Reise mit mir! Band 11

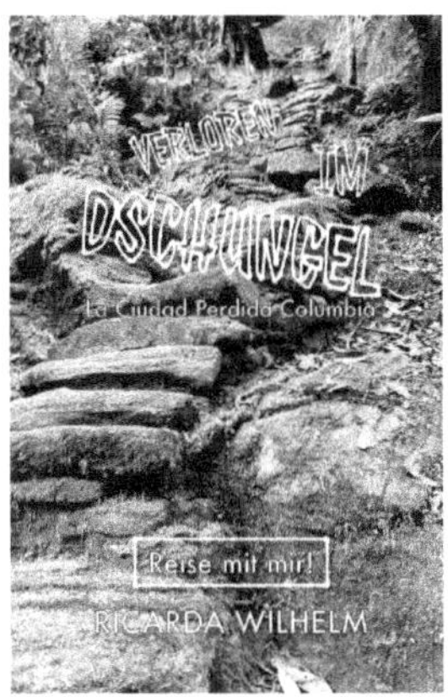

Vier Tage lang wandert die Autorin Ricarda Wilhelm durch den dichten Regenwald Kolumbiens – auf dem beschwerlichen Weg zur legendären „Verlorenen Stadt" der Tairona.

Fernab von Komfort, Alltag und gewohnter Sicherheit stellt sie sich erstmals allein einer geführten Dschungelwanderung, die zu einer intensiven körperlichen und emotionalen Grenzerfahrung wird.

Offen und ehrlich beschreibt die Autorin nicht nur die überwältigende Schönheit des Regenwaldes, sondern auch ihre widersprüchlichen Gedanken, Ängste und überraschend starken Emotionen.

Noch nie fühlte sie sich einer indigenen Kultur so nah. Noch nie war sie körperlich und mental so gefordert. Und noch nie spürte sie Angst und Hilflosigkeit so unmittelbar.

Warum fühlt sich ein Mensch selbst unter vielen anderen plötzlich einsam und verloren? Warum bringen scheinbar kleine Situationen die Seele aus dem Gleichgewicht?Und weshalb wird diese Wanderung schließlich zu weit mehr als nur einer Reise durch den Dschungel?

Neben den persönlichen Erlebnissen eröffnet das Buch faszinierende Einblicke in die Geschichte der geheimnisvollen Stadt Teyuna und in die Kultur der Tairona, deren Spuren bis heute tief im kolumbianischen Regenwald verborgen liegen.

Authentisch, intensiv und bewegend nimmt diese Reisegeschichte den Leser mit auf ein außergewöhnliches Abenteuer zwischen Naturgewalt, inneren Konflikten und der Suche nach den eigenen Grenzen.

„Sehr reale Schilderung für eine Tour zu einem atemberaubendem Ort. Sehr empfehlenswert, genau wie alle anderen Bücher von der Autorin. Es gehört schon eine Menge Mut und Abenteuerlust dazu, diese Tour zu unternehmen, und ich finde es gut, daß sie zu ihren Ängsten und Unsicherheiten steht."

„Ein sehr kurzweiliges Buch mit einer perfekten Mischung aus Informationen und persönlicher Geschichte. Besonders beeindruckt hat mich die Art, wie offen die Autorin ihr persönliches Gefühlschaos beschreibt. Ein Buch, dass ich sehr gerne weiterempfehle."

„Liest sich sehr gut und „geht an die Nieren". Man kann sich gut vorstellen, wie so eine Dschungeltour abläuft und ob es moralische Bedenken oder körperliche Hürden gibt."

Poesie des Pazifiks
Von Panama bis Polynesien
Eine Reise voller Natur und unbekannter Kultur

Wild und wunderschön: Eine Segelreise durch den Pazifik

Der Pazifik, oft als friedlicher Ozean bekannt, präsentiert sich von einer faszinierenden und herausfordernden Seite. Ricarda Wilhelm, die zunächst wenig für die Weiten des Ozeans übrig hat, wird dennoch von der Aussicht auf das Segelabenteuer in der Südsee gelockt. Zusammen mit ihrem Mann und Kapitän begibt sie sich auf eine Reise durch die beeindruckende Welt der polynesischen Inseln, von den Las Perlas bis zu den Marquesas und Atollen der Tuamotus.

Eine Reise voller Farben und Eindrücke

Ricarda Wilhelms Erzählung bringt die farbenfrohe und bildgewaltige Landschaft der Südsee zu Ihnen nach Hause. Ihre Schilderungen lassen den Leser förmlich neben ihr im Bugkorb durch das glitzernde Blau gleiten, begleitet von Meerestieren wie Delfinen und Schildkröten.

• Umfassende Hintergrundinformationen: Erfahren Sie mehr über die faszinierende Natur, Kultur und Tierwelt der Südseeinseln.

• Praktische Segeltipps: Nutzen Sie wertvolle Ratschläge für lange Segelreisen, direkt aus der Erfahrung einer Abenteurerin.

• Ehrliche und humorvolle Erzählungen: Genießen Sie eine authentische Darstellung, die sowohl die Schönheit als auch die Herausforderungen des Segelns offenbart.

Die duale Natur des Segelns: Romantik und Herausforderungen

Neben den idyllischen Momenten der Reise beschreibt Ricarda auch die Härten der Segelwelt. Sie teilt die Höhen und Tiefen ihrer großen Fahrt, spricht über Gefahren, Risiken und die Notwendigkeit von Ausdauer, um den Traum zu verwirklichen. Diese Reisebeschreibung ist eine Einladung zum Träumen und Mitsegeln, angereichert durch die vielen besonderen Erlebnisse und Begegnungen auf dem weiten Meer und den nahezu unberührten Inseln.

Erleben Sie den Zauber der Südsee durch die Augen einer Seglerin, die sich auf ein unvergleichliches Abenteuer eingelassen hat.

„Poesie des Pazifiks" von Ricarda Wilhelm entführt den Leser auf eine beeindruckende Reise über den Pazifik, die von Panama bis in die paradiesischen Inselwelten Polynesiens führt. Mit einer Mischung aus persönlichen Erlebnissen und faszinierenden

Naturbeschreibungen wird das Abenteuer einer Segeltour auf authentische Weise erzählt.

Bereits im Vorwort nimmt die Autorin den Leser mit in die Entstehung der Reise. Sie schildert die intensive Planung und ihre eigenen Ängste, die sie durch die Reise begleitete – ein Thema, das viele nachvollziehen können. Besonders hervorzuheben ist die Ehrlichkeit, mit der sie auch die Herausforderungen des Lebens auf See beschreibt, wie die ständige Seekrankheit oder die Schwierigkeiten bei Windstille, wenn der Motor das Segeln ersetzt.

Die Passage durch den Panamakanal wird dabei zu einem der spannendsten Höhepunkte des Buches. Wilhelm lässt den Leser an ihren Gefühlen und der Spannung während dieses einzigartigen Erlebnisses teilhaben. Ebenso beschreibt sie die vielen faszinierenden Naturwunder, denen sie begegnet: Delfine, Wale, Schildkröten und viele andere Tiere, die die Reise begleiten und dem Leser eindrucksvoll vor Augen geführt werden.

Ein besonderer Charme des Buches liegt in der Mischung aus persönlichen Erlebnissen und informativen Einflüssen. In kursiver Schrift eingebettete Fakten über die besuchten Orte und ihre Geschichte bereichern das Leseerlebnis und verleihen dem Bericht eine zusätzliche Tiefe. Diese Form der Wissensvermittlung ist unaufdringlich und fügt sich harmonisch in den Erzählfluss ein.

Besonders gut gefallen mir auch die ausführlichen Erklärungen über die Technik des Segelns, die Segelboot-Navigation und die täglichen Herausforderungen an Bord. Für Segelbegeisterte ist dies eine wertvolle Information, ohne dass der Lesefluss gestört wird. Der Weg über den Pazifik, der teils von Geduld und Warten geprägt ist, wird lebendig und mitreißend erzählt.

„Poesie des Pazifiks" ist nicht nur ein Reisebericht, sondern auch eine Liebeserklärung an das Segeln und die Weiten des Ozeans. Es gelingt der Autorin, die Magie dieser Reise einzufangen, und der Leser fühlt sich fast selbst an Bord. Die schönen Fotografien und Karten im Buch laden zusätzlich ein, sich noch intensiver in diese abenteuerliche Reise zu vertiefen.

Dieses Buch ist besonders lesenswert für alle, die das Meer lieben oder sich von einer außergewöhnlichen Reise inspirieren lassen wollen. Es ist ein authentisches, informatives und gleichzeitig poetisches Leseerlebnis, das die Seele baumeln lässt. Von mir gibt es für „Poesie des Pazifiks" eine klare Leseempfehlung und die vollen fünf Sterne!"

Bis zum nächsten Mal!

Eure
Ricarda Wilhelm

www.ingramcontent.com/pod-product-compliance
Lightning Source LLC
Chambersburg PA
CBHW050912260726
48660CB00001B/161

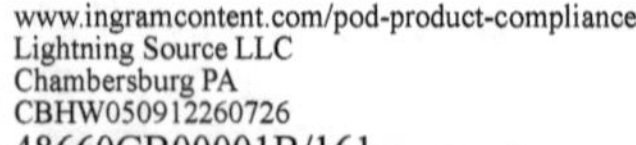